メディカの
セミナー
濃縮ライブ
シリーズ

Dr.讃岐の

サラサラ明解！

異変・急変を
見逃さない！

手術室
モニタ
リング
の極意

著

讃岐美智義

独立行政法人国立病院機構呉医療センター・中国がんセンター 中央手術部長・麻酔科科長

JN062667

MC メディカ出版

講義を始める前に

　麻酔科医が手術室で行う患者モニタリングを手本にして、手術室看護師・病棟看護師のためのモニタリングの極意を伝えるために、かれこれ10年あまりメディカ出版の「モニタリングセミナー」でお話ししてきた。ちょっと型破りな「雑談」を交えたモニタリングセミナーは、現場で必要とするモニタリングをクリアカットにバッサリ斬り倒した。そしてモニタリングに加えて患者観察などにも興味がわくような配慮を施した。

　手術室で麻酔科医が行っている患者モニタリングは難しい。しかし、麻酔科医と同じような視点で患者モニタリングを行うことができれば、医療場面いたるところで患者観察の大きな力となることは間違いない。巷のいわゆるモニター本は、モニターの原理や簡単な使い方のみを記載しているだけで、真の意味での活用ポイントやモニタリングだけではわからない患者を看る視点が欠落していると感じている。それぞれの場面で要求されるのは何かということは、モニタリングにかかわらず、すべての医療現場でつねに意識しなければならないことである。

　セミナーそのままでは文章にはならないと思っていたが、今回、特別な計らいで、ライブ講義が熱量そのままで本として出版できることになった。できあがってみると、自分で読んでもおかしい、いや、楽しい、おもしろい、わかりやすい！ 自画自賛ならず、自画絶賛である。すーっと頭に入ってくると自負している。

　本書は2020年の大阪でのセミナーをもとに最新の情報を加筆して再編集したものである。看護師さんだけでなく、薬剤師・臨床工学技士・研修医のみなさんをはじめ、周術期にかかわる方、モニタリングにかかわる方全般にも、役立つ内容が満載である。本書を手にされて、興味を持たれたならば、ライブ講義も受講していただければ幸いである。

2022年11月

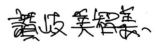

Contents
目次

Dr.讃岐の
サラサラ明解！
手術室
モニタ
リング
の極意

5時間目 体温モニターが早期離床の カギをにぎる

6時間目 きちんと眠ったのか、起きているのか ～脳波モニター・筋弛緩モニター～

🎴 「メディカ AR」の使い方

「メディカ AR」アプリを起動し、マークのついた図表をスマートフォンやタブレット端末で映すと、動画を見ることができます。

■アプリのインストール方法

お手元のスマートフォンやタブレットで、App Store (iOS) もしくは Google Play (Android) から、「メディカ AR」を検索し、インストールしてください (アプリは無料です)。

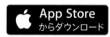 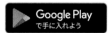

■アプリの使い方

①「メディカ AR」アプリを起動する

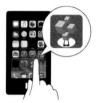

※カメラへのアクセスを求められたら、
「許可」または「OK」を選択してください。

②カメラモードで、マークがついた図表全体を映す

↓

コンテンツが表示される

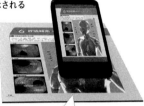

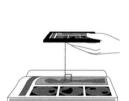

頁が平らになるように本を置き、マークのついた図表とカメラが平行になるようにしてください。

⭕ 正しい例　❌ 誤った例

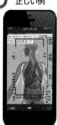

マークのついた図表全体を画面に収めてください。マークだけを映しても正しく再生されません。

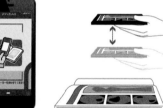

読み取れないときは、カメラをマークのついた図表に近づけたり遠ざけたりしてください。

「メディカ AR」

AR動画 ▶ WEB動画の視聴方法

本書のAR動画マークのついている動画は、WEBページでも視聴できます。以下の手順でアクセスしてください。

■メディカID(旧メディカパスポート)未登録の場合

メディカ出版コンテンツサービスサイト「ログイン」ページにアクセスし、「初めての方」から会員登録(無料)を行った後、下記の手順にお進みください。

https://database.medica.co.jp/login/

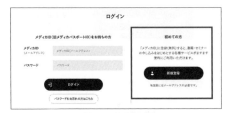

■メディカID(旧メディカパスポート)ご登録済の場合

①メディカ出版コンテンツサービスサイト「マイページ」にアクセスし、メディカIDでログイン後、下記のロック解除キーを入力し「送信」ボタンを押してください。

https://database.medica.co.jp/mypage/

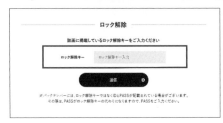

②送信すると、「ロックが解除されました」と表示が出ます。「動画」ボタンを押して、一覧表示へ移動してください。

③視聴したい動画のサムネイルを押して動画を再生してください。

ロック解除キー　snk_gokui6

＊WEBページのロック解除キーは本書発行日(最新のもの)より3年間有効です。有効期間終了後、本サービスは読者に通知なく休止もしくは終了する場合があります。

＊ロック解除キーおよびメディカID・パスワードの、第三者への譲渡、売買、承継、貸与、開示、漏洩にはご注意ください。

＊図書館での貸し出しの場合、閲覧に要するメディカID登録は、利用者個人が行ってください(貸し出し者による取得・配布は不可)。

＊PC(Windows / Macintosh)、スマートフォン・タブレット端末(iOS / Android)で閲覧いただけます。推奨環境の詳細につきましては、メディカ出版コンテンツサービスサイト「よくあるご質問」ページをご参照ください。

モニターの本当の
見かたを知る

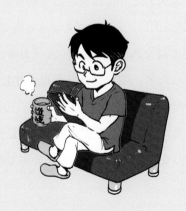

① 「心停止が起きているのにモニターを見て気づかない」のはダメ

○ モニターがついていればショックに素早く気づける！？

「モニターの本当の見かたを知る」が1時間目のテーマです。モニターを見たときに、究極、「心停止が起きているのにモニターを見て気づかない」のはダメだろうということです。

では、どういうときに心停止が起きるのか？——アナフィラキシーショックは比較的手術室の中ではよく起こることだと思いますが、アナフィラキシーショックが起きると、最悪の場合は心臓が止まります。だけど、手術室の中でアナフィラキシーショックが起きても、おそらく死なせません。なぜかというと、モニターがついているのですぐ気づくからです。

モニターがあれば、脈が速くなり、頻拍になって、血圧が出なくなるのがわかります。もちろん、麻酔導入のときには血圧は下がりますが、アナフィラキシーショックでは普通以上に下がるのでちょっと慌てます。エフェドリンなどの昇圧剤ぐらいでは全然反応しなくて、「おっ、これは！？」と思うと、皮膚が赤くなったり、喘息様症状が出たりします。挿管していたら気道内圧が上がったりします。

アナフィラキシーショックの前兆のような、異常なサインを見つけるということは、病棟での管理と何ら変わりません。手術室の中で起こることをまとめておけばいいのです。

○ 心肺停止になるパターン①　～アナフィラキシー～

　心肺停止に対しては、いわゆる ACLS、心肺蘇生をします（**図 1-1**）。アナフィラキシーが起きるということは、直前に何か薬剤を投与していたことが考えられます。どういう薬剤が多いかというと、<u>非脱分極性筋弛緩薬「エスラックス®」や抗菌薬が原因になることが多いです</u>。輸血をしていたなら、輸血用血液製剤が原因でアナフィラキシーショックを起こすこともあります。また、手術室ではあまりないですが、造影剤も原因になります。他にも、重症のラテックスアレルギーが、お腹の中にラテックスグローブを着けた手を突っ込むことで起きることがあります。

ACLS	
◆輸液療法	◆<u>アドレナリン注</u>
◆原因物質の除去	◆ステロイド
非脱分極性筋弛緩薬 / 抗菌薬	◆抗ヒスタミン剤
輸血用血液製剤 / 造影剤 / ラテックス	
◆気管挿管	◆ICU 24 時間以上
◆CPR	◆バゾプレッシン
◆トリプターゼ採血	◆ECMO

図 1-1：周術期の心停止（アナフィラキシー）の治療

　では、アナフィラキシーがいつ起きるかというと、筋弛緩薬を使う「導入時」です。抗菌薬も「導入時」か「導入前」です。<u>導入付近が修羅場になるということがわかれば、麻酔をかけ始めるときに、最初の血</u>

圧や脈拍を、この人は「このぐらいの血圧だ」「これぐらいの脈拍だ」ということをきちんと把握しないといけません。

それから、麻酔をかけたときに、各数値が通常ならどの程度になるかということを知らなければいけません。麻酔をかけたときは基本的に脈拍も血圧も下がるのですが、アナフィラキシーショックのときは、まず頻拍になります。頻拍になって血圧や脈圧が出なくなります。つまり、「麻酔をかけたとき」以上にすごく血圧が下がるということです。

⚪ アナフィラキシーショックの初期対応でやることは何か？

薬を投与しているということは、ルートがあるので、通常はそこから輸液をドカドカと入れます。次に、原因物質を入れ続けないようにします。また、抗菌薬が原因だと思ったなら、その抗菌薬は2回目は当然やめて、筋弛緩薬が原因だと思えば、それ以後は投与しません。

血圧が出なければアドレナリンを注射します。一般的な「アナフィラキシーガイドライン2022（日本アレルギー学会)[1]」を見ると、通常はエピペン®という患者さんに持たせているアドレナリンの自己注射薬があるので、エピペン®を筋注することになっています。だけど、手術室でアドレナリンを筋注するのはナンセンスです。ルートがあるのだから静注すればいいのです（「日本麻酔科学会アナフィラキシーに対する対応プラクティカルガイド」[2]による）。

なぜエピペン®は筋注するのかというと、院外やモニターがないところで使うから、筋注でないと投与が難しいからだと思います。でも、手術室にはモニターがあります。アドレナリンは脈が速くなって血圧が上がる薬なので、頻脈と血圧上昇が起きることを知っていれば、上がりすぎれば投与量を少なくすればいいわけです。そういう判断にもモニター

が使えます。その後は、必要に応じてステロイド、抗ヒスタミン剤を使います。

○ 心停止を起こす原因と対応をまとめておく！

その他の処置としては、全身麻酔中であれば気管挿管はおそらくしているでしょう。していなければ、気管挿管をしなければいけません。CPRは当然続けていると思いますが、トリプターゼ採血をするとか、ICUを準備して、24時間以上ICUで観察を継続しなければいけません。それから、アドレナリンを増量しても血圧が出なければバゾプレシンを使うとか、最終的には、ECMOを使用しますが、PCPSなどの人工心肺の用意が必要になるかもしれません。そこまでできればいいのですが、こういう対応を頭の中に入れておくためには、「心停止を起こす原因」を、きちんと手術室の中でまとめておかなければならないということです。

○ 心肺停止になるパターン②　〜局所麻酔薬中毒〜

もう1つ、よく起こるのは「局所麻酔薬中毒」です（**図1-2**）。パターンとしては心停止なので最後は一緒ですが、はじめはどうなのか？を知ることが大切です。局所麻酔薬中毒というのは局麻を使ったときに起こるのですから、局麻を使わなければ「局麻中毒」は起こりません。ということは、局所麻酔薬を入れた直後（入れたことを皆さんは知っているわけです）、血管内に注入されるとどうなるか。たぶん徐脈になって、心停止になります。その間にけいれんを起こしたり、せん妄・興奮状態になり、そのうち息が止まります。最悪の場合は心停止になります。このストーリーを知っておくのです。

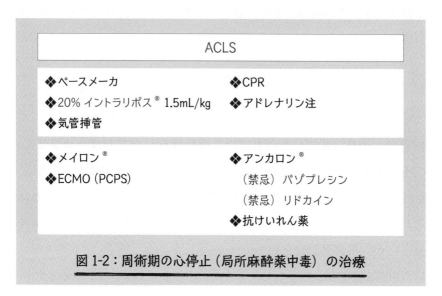

図 1-2：周術期の心停止（局所麻酔薬中毒）の治療

　局所麻酔薬は基本的に末梢神経に効かせる麻酔薬です。神経に直接効く薬ですが、それが大量に血液中に入って、興奮・昏睡・不整脈・循環虚脱・けいれん・呼吸停止・心停止などの多彩な症状を引き起こします。局所麻酔薬が血液中に入って中枢神経に作用することがいけないわけですから、血液中の局所麻酔の濃度を下げてやればいいのです。そのためイントラリポス® を使います。この脂肪乳剤が局所麻酔薬を取り込むため初期対応に使われます。その投与量には注意が必要です。

⚪ 次の一手がわかると安心

　それから、気道確保（気管挿管）を当然行います。CPR、アドレナリン、これらはアナフィラキシーと一緒です。あとは、なかなか心臓が動かないことがあるので、ペースメーカが必要です。最近、カウンターショックのところに、貼り付け式のペースメーカが付属していると思いま

す。まず、それを貼りつけて作動させればいいのです。

　それからメイロン®やPCPSが必要です。禁忌なのはバゾプレシンや、リドカインです。リドカインというのは抗不整脈薬ですが、局所麻酔薬でもあるので、局所麻酔薬中毒に局所麻酔薬を入れたら当然中毒は増強しますからダメです。使用していいのは、抗けいれん薬です。

　局所麻酔薬中毒は、けいれんを起こしているときにはかなり激しい高血圧になることもあるのですが、それが収まると徐脈になって、だんだん血圧低下を起こして、循環虚脱から心停止を起こすというパターンになります。

○ 心肺停止になるパターン③　〜悪性高熱症〜

　もう1つ、手術室で起こることは、「悪性高熱症」です（**図1-3**）。これも最悪の場合は心停止を起こすので、ACLSが必要になります。ここで大事なのは、通常は「吸入麻酔薬を使った」ことがトリガーになるので、吸入麻酔薬をやめて静脈麻酔薬に切り替えることです。吸入麻酔薬を一切使用せずにTIVA（全静脈麻酔）を行います。そして、悪性高熱症だと気づけば、すぐにダントロレンを使わなければいけません。ダントロレンの初回量は1mg/kgです。

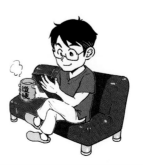

ACLS	
◆ダントロレン　1mg/kg ◆トリガー薬の排除 ◆気道管理	◆導尿カテーテル留置と輸液療法 ◆TIVA（全静脈麻酔）
◆（禁忌）Ca ブロッカー ◆メイロン® ◆全身冷却 ◆DIC 検査	◆50% ブドウ糖 ◆インスリン ◆カルシウム剤 　（カルチコール®） ◆K^+値に注意！

図 1-3：周術期の心停止（悪性高熱症）の治療

　「トリガー薬の排除」というのは、基本的にはトリガーとなる吸入麻酔薬のことです。それから「気道管理」と、「導尿カテーテル留置」ですが、腎不全になってくるので、おしっこがきちんと出ているかどうかが大事になります。あとは「輸液療法」ですが、これは通常やっているので尿量が2mL/kg 程度出るのを目標に入れればよいです。それから、カリウムが高くなってくるので、50%ブドウ糖とインスリンで「GI療法」を行ったり、カルシウムを投与したりする必要があります。GI療法やカルシウム投与は、カリウムを下げます。

○ 悪性高熱症　～熱が出るとどうなるか？～

　結局、筋肉から熱が出るとどうなるかというと、代謝が亢進するので、最初は頻脈になって血圧が上がりますが、そのうち血圧が出なくなって

心停止を起こします。実は悪性高熱症の初期症状でもっとも多いのは、「頻脈」「不整脈」です。「なぜ熱が出るのか？」を考えると、筋肉の病気なので、末梢の組織が発熱するわけです。それを抑えるのが、ダントロレンという特効薬です。

　　──こういう症状があることを知っていれば、**モニター**で「どういうところ」に「どのような変化が出てくるのか」が予測できます。考え方として逆なのです。「患者さんに起こる合併症を早く見つけるためにモニターをつけている」もしくは、「モニターを指標にする」使い方と言えます。こうしたモニターの使い方は、救急現場での使い方と何ら変わりありません。

⭕ ダントロレン

　ダントロレンを復習しておきましょう。（**図1-4**）、ダントロレンは蒸留水に溶解します。非常に溶けにくいです。生食や5％ブドウ糖ではダメです。**蒸留水**で溶解します。

❖蒸留水に溶解　　　　　❖追加：1mg/kg ずつ
❖非常に溶けにくい　　　❖総投与量：7（10）mg/kg まで
❖初回量：1mg/kg
　（通常は3本〜4本必要）

図1-4：ダントロレン

　初回量は、日本のものは1mg/kgと書いてあるのですが、1本20mgなので、50kgの人は初回量はだいたい3本を溶かさなければいけませ

ん。追加は 1mg/kg です。総投与量は 7mg/kg と日本の文献[3]には書いてありますが、外国の文献[4]には 10mg/kg と書いてあります。どれだけいるのかということになりますが……、10mg/kg ですと 30 本ぐらい必要です。手術室や病院内にそんなにありますか？ 悪性高熱症を見つけたら、取りあえずこれを投与することがもっとも救命に近い道だと言われています。とにかくダントロレンが手元にないと、はっきり言って、救命できません。

○ 手術室はもっともモニターが活躍できる場

緊急事態に対応するためにモニターを使うのは、普通の使い方ですが、実は手術室ではそうではありません。手術室はもっともモニターが活躍できる場です。なぜかというと麻酔をしているからです。手術をしているからです。麻酔をしていると患者は症状を訴えません。手術では患者の状態は刻々と変わります。

よく考えてみると、通常、患者さんが救急で運ばれてきたときや、病棟で急変を起こした場合は、患者さん自身に原因があって、何か異常が起きています。しかし、手術室ではそうではありません。手術室では「患者状態」が原因のこともあれば、「外科医の手術操作」「麻酔科医の薬物効果」が原因のこともあります。モニターが表現しているのは、手術室の中の医療では、この「3つの因子」が合わさったものです！ この3つのうちのどこが悪いのか？ もしかしたら全部悪いかもしれないです。つねにこの「3つの因子」のどこに問題があるのか（**図 1-5**）。を考えなければいけません。

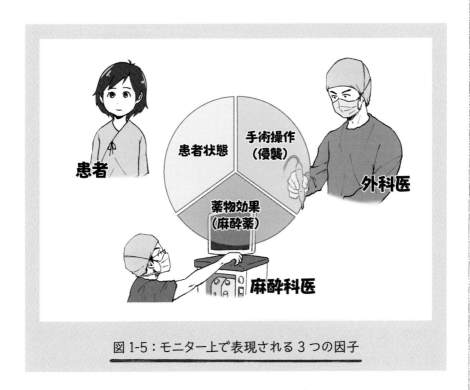

図 1-5：モニター上で表現される 3 つの因子

　なぜ麻酔をするのか？——手術は非常に侵襲が高くて、患者さんが生身では耐えられないからです。麻酔をすると患者さんの状態がどうなるか。**麻酔をしただけでモニターがいるのです。**

○ 麻酔を深くすると患者さんはどうなるか？

　図 1-6 は、左から右に、麻酔が深くなった状態を表しています。「反応」のところを見ると、「呼びかけで正常反応」だったのが、だんだん麻酔が深くなると反応しなくなります。最終的に、全身麻酔では「痛み刺激でも覚醒しない」状態になります。何をしても患者さんは反応しないのです。

		最小限の鎮静 不安除去	中等度の鎮静 （意識ある鎮静）	深い鎮静	全身麻酔
	反応	呼びかけで 正常反応	呼びかけで意味 のある反応	繰り返し刺激や 痛み刺激で 意味のある反応	痛み刺激でも 覚醒しない
A	気道	影響なし	介入不要	介入必要の 可能性	介入必要
B	自発呼吸	影響なし	十分	不十分	通常は消失
C	心血管系の 反応	影響なし	保たれる	通常は 保たれる	破綻の可能性

図 1-6：全身麻酔と鎮静レベルの定義（鎮静の連続性）[5]

　何が起きているかというと、A「気道」に対しては、介入が必要なかった状態、要するに気道閉塞を起こさない状態から、気道閉塞を起こす状態になります。必ず気道閉塞を起こすので気道を確保する必要があります。

　その次に、B「自発呼吸」はだんだん薄れていき、通常は消失します。自分で息をすることができなくなり息が止まります。心臓が止まってしまうと困るのですが、息は確実に止まります。したがって、気道確保して人工呼吸をしなければいけません。では、どれだけ人工呼吸を行えばいいかというのは、モニターがないとわかりません。適当に何時間もやっていると、CO_2、酸素濃度が全然わからなくなります。最初は適当にやっていたとしても、そのあと CO_2 が非常にたまっていたり、CO_2 が飛んでいたりすると困ります。

　それから、C「心血管系の反応」を見ると、最初は影響がなかったの
が、だんだん破綻の可能性がある状態に向かいます。元気な人であれば、
呼吸がしっかりしていたら心血管系の反応は破綻しないことも多くて、
なんとなく安定している人もいます。しかし、循環の破綻に向かってい
るときは、「輸液をしたり」「昇圧したり」「脈を速くしたり」といった
サポートをしなければいけません。

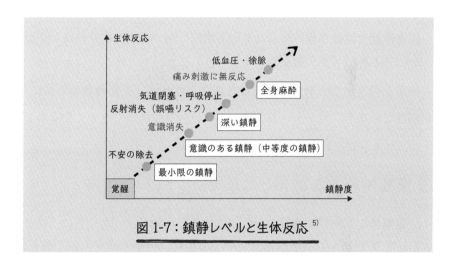

図 1-7：鎮静レベルと生体反応 [5]

　図 1-7 にまとめました。麻酔というのは意識がなくて痛み刺激に反応
がないから、そこにいたる過程の生体反応がすべて起きるわけです。こ
ういうことが起きることを前提に考えると、患者状態を評価するために
は、モニターがないと、はっきり言って不可能です。

○ なぜ血圧や脈拍が保たれなくなるのか？

　なぜ血圧とか脈拍が保たれなくなるのか？ みんなに聞くと、「麻酔を
するから」というのは答えになっていません。「麻酔をするから」では

なくて、「風が吹くと桶屋がもうかる」のように「麻酔をすると破綻する」というこのあいだの作用機序を説明しなければいけません。

　どうしてでしょうか？「血圧が下がるから」というのは、説明になっていません。麻酔をしたときに起きていることは何ですか？　意識がなくなる、知覚神経をやられるから感覚がなくなります。もう1つは、痛み刺激に反応しなくなります。これはいいのですが、もう1つ、患者さんは動かなくなります。筋力も落ちます。

　知覚神経と運動神経がやられている状況において、交感神経はどうなっているかというと、麻酔をしたときに心拍数はどうなっていますか？麻酔薬を投与すると確実に遅くなります。これは「交感神経系の破綻」が起きています。だから、血圧がうまく自分では調節できなくなるのです。

○ 交感神経系が脈拍と血圧をコントロールする

　一番簡単な説明は、麻酔がかかっていない状態では、私たちは「横になっている」ときが一番脈が遅くて血圧も低いです。そこから「座る」と、血圧は通常下がりません。座ったときに下がる人は病気です。交感神経が働いて、脈が速くなって、血圧を上げようと末梢血管がぎゅっと締まります。そういう反応が起きます。それから「立ってみる」と、もっと脈は速くなって、もっと血圧を上げようとして末梢血管がぐっと締まります。これが交感神経の機能です。

　この機能が、麻酔をするとまったく働かなくなります。血管が締まらないので、患者さんを起こしたとき、よく頭部を挙上した体位を取りますが、そうすると血圧が下がります。そのときに脈は速くなるかというと、速くなりません。よほど下がれば速くなるのですが、かなり時間が

たってから上がってきます。

　要するに、「交感神経系の反応」が鈍くなったり破綻したりしているので、脈は速くならないし末梢血管は締まらないので、血圧は下がるしかないのです。

◯ 仰臥位から腹臥位にひっくり返したときに脈拍が速くならない！

　交感神経系の反応が鈍くなった証拠に、体位変換をして、仰臥位から腹臥位にひっくり返した後というのは血圧が下がっています。ひっくり返したときに、麻酔が浅いときは脈が速くなって、そういう反応によって血圧は上がるのですが、麻酔がしっかりかかっているときは、ひっくり返したときに脈拍が速くなりません。速くならないときは、ふと見ると血圧が下がっています。それは交感神経の機能が破綻しているからです。

　麻酔による「交感神経系の破綻」のことを、みんな忘れています。忘れているから、麻酔をかけたときに、なぜ血圧とか脈拍をモニターするのか、理由をわかっていません。麻酔をかけるだけで、モニターをつけなければいけないのです。麻酔をかけているのですから――。

　手術が始まったときはどうですか？　手術が始まったときに麻酔が浅いと、脈が速くなったり血圧が上がったりします。それに対抗しようと思って、麻酔薬を少し追加したり、麻酔の濃度を深くすると、血圧上昇が収まってきます。その時点で、もうすでに破綻しているのです。交感神経系の機能を麻酔で破綻させて、手術侵襲を加えても、生体反応が起こらないようにしているのです。

◯ 手術中は体位変換だけで血圧変動が起きる

　ですから手術中は基本的には、ベッドは平らで安静にしています。よく、きちんとした外科医は、非常に申し訳なさそうに「体位変換してください」と私たちに言ってきます。看護師さんが体位変換している病院もあると思いますが、「すみません、右に向けてください。左に向けてください」と、よく言っています。体位変換だけでも血圧の変動は起こります。

　それから、頭を上げたり頭を下げたりすると、当然、血圧変動が起きます。頭を上げて足を下げたときには、血液は末梢のほうに流れていきますが、血管は締まらないので返ってこなくなります。返りが遅いのです。しばらくすると、なんとなく血圧は落ち着いてきますが、それから異常に血圧が下がります。そんなときには、たぶん昇圧剤を1回投与して、血圧低下をしのいだりします。昇圧剤を投与する意味は、要するに「末梢血管が締まらないから、末梢血管を締めるために投与している」のです。それは別に異常ではないです。麻酔がかかった人にとっては正常の生体反応です。しかし、そのまま放置すると、低血圧が続くから危険です。したがって、一時的に血圧を上げるという意味で対処が必要なのです。

◯「血圧と脈拍」は連動して動いている

　全身麻酔をするときには、モニターをいろいろつけなければいけません。手術室のモニターの中でもっともよく知っておかなければいけないのは、「血圧と脈拍」についてです。「血圧と脈拍」は連動して動いています。脈が全然動かずに、血圧だけがスコーンと下がっていることは、

ほぼありません。血圧だけ下がるのは、よほど麻酔が深いときです。たいていは血圧が下がると脈も一緒に下がるか、血圧が下がると脈は反射的に上がるか、そういう連動現象が起きます。

　血圧が急激に下がったときは、脈拍が連動して動きます。脈が速くなったり遅くなったりするというのは、循環器系が保たれない状態になっているということです。そんなことは普通、起きないはずです。脈拍が変化するときは「血圧が変化しているのではないか？」「何が起きているのだろう？」と考えなければいけません。

　つまり、一番簡単なのは、心拍数が変動するかどうかです。今、変動しなくてもいいのに変動している、そういう変化を見つけることが大事なので、脈が「突然速くなったり」「突然遅くなったり」したときには気づかなければいけません。

1時間目　モニターの本当の見かたを知る

②耳で聞く、音でわかるモニターとは？

○「正常範囲を逸脱したときに鳴る」のがアラームだと思っていませんか？

　モニターと言えばアラーム設定ですが、うちの病院ではハートレートは40回/minを下回るとアラームを鳴らすようにしています。たいていの病院では50回/minを下回るとアラームを鳴らすようになっていますが、それだと、しょっちゅう鳴っている人がいます。その場合は少しアラームの範囲を変える必要があるのですが、異常値が出たとき、「正常範囲を逸脱したときに鳴る」のがアラームだと思っていませんか？

そうではありません。

〇「心電図のピッピッという音」もアラーム

もう1つ、手術室の中で聞くアラームに「心電図の音」があります。ピッピッという音はアラームです。音はすべてアラームです。「心電図の音」を利用しない手はありません。病棟とかICUではうるさいから消しているかもしれませんが、手術室においては、「心電図の音」を消していたら、はっきり言って仕事になりません。

ラテン語で monere

モンスターと同じ語源

「警報 を発する」「忠告する」

モニターは「警報を発するもの」

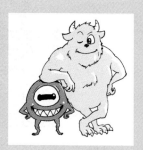

図 1-8：モニターとはどういう意味？

上の絵（**図 1-8**）がなぜモンスターの絵なのかというと、モニターの語源がモンスターと同じだからです。モニターはラテン後で monere（モネーレ）と言います。これは、モンスターと同じ語源です。これは「警告を発する」とか「忠告する」という意味です。基本的には、「警告を発するもの」をモニターと言います。

最近、『ニンゲンモニタリング』というテレビ番組がありますが、あれは全然意味が違います。あれは「見ていること」がモニタリングだか

らですね。本当のモニターは、見ているだけでなくて、何らかの異常があったら警報を発しなければいけません。手術室のモニターは音を消していたら話になりません。

　ここで問題です。これは手術室の中でとってきた音ですが、「何が起こっているか？」「ハートレートはいくらか？」というのが問題です。選択肢は39、49、59、69、79（回/min）です。考えてみてください。

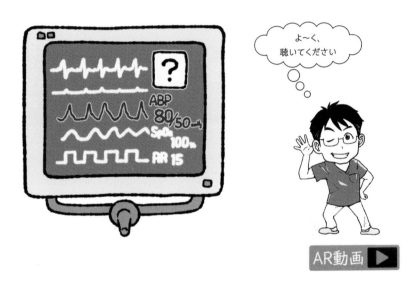

　いいですか。答えは59回/minです。だいたい普段聞き慣れている音だと思うのですが、この音は、日本コーリン社のモニターのものです。もう現在は発売されていません。いろいろな手術室にまだあるモニターと思うのですが、これは20年ぐらい前にできたものです。59回/minと表示されています。そのときの写真です（**図1-9**）。

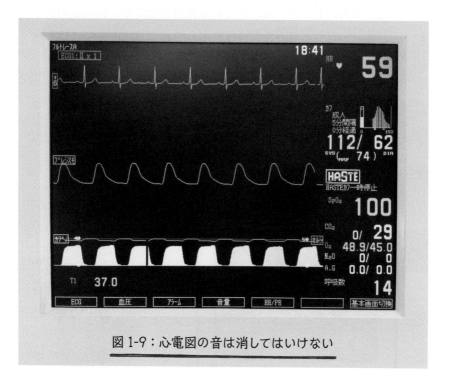

図 1-9：心電図の音は消してはいけない

　今の手術室のモニターというのは、心電図とパルスオキシメータが2つ並べて表示できるようになっています。いまだにバラバラの病院もあると思いますが、このように2つ点いているとき、心電図の音は、リズムを刻むという以外に、トーン（音程の高低）によって酸素飽和度の変化を表します。酸素飽和度が高いときは高い音、酸素飽和度が1下がるごとに明らかにトーンが下がります。音の速さとトーンの高低の2つの要素を持っています。音を消してはいけない理由はそこにあります。

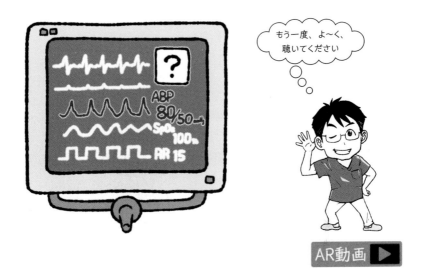

通常、酸素飽和度が下がってくれば、トーンは高いところからだんだん下がって低くなるのですが、今の音を聞くと、何か少し違ったトーンになっていました。トーンが高いところと低いところがあったはずですけれども、何が起こっていたでしょうか？ 5つの選択肢からもっとも適切と思われるものを選んでください（**図 1-10**）。手術室経験が長い人は結構かんたんかもしれないです。

（1）パルスオキシメータがはずれた
（2）SpO_2 が上昇した
（3）血圧計とパルスオキシメータが同側
（4）パルスオキシメータをつけ替えた
（5）SpO_2 が低下した

図 1-10：何が起こっていた音でしょうか？

答えを見てみましょうか。答えは、(3) 番の「血圧計とパルスオキシメータが同側についていた」です。もう1回音を聞いてみましょう。

はじめは、音は高いですね。突然低くなりました。かなりトーンの差があります。これはパルスオキシメータが外れているか、もしくは、きちんと脈を拾っていないときの音です。次に上がりましたね。このあとのピンポーンという音は何でしょうか。これは血圧を測り終わったときに出る音です。

最近の血圧計は奥ゆかしいので、血圧を測っても音を鳴らしてくれないものがあります。わざわざこれを出したのは、アラームは数値が高い低いだけではないことを知っておいてほしいからです。ピンポーンというのは、血圧を測り終わったことを教えてくれる音です。実はこれもアラームです。モニターから出る音というのは全部アラームです。

◯ アラーム音だけでわかることは、後ろを向いていてもわかる

こういったアラーム音だけでわかることは、後ろを向いていても、仕事をしていても、何をしていても音に注意していればわかるのです。少し音に気をつけていればわかるということがとても大事です。はっきり言って、アラーム音で何が起こっているかがわかるのであればモニターをずっと見ておく必要はないのです。

◯ タネ明かし
〜「外れたときの音」と「ピーンという音」〜

問題のタネ明かしです。乳腺の手術とか整形外科の手の手術、肩の手術のように、片方の腕を全部術野としなければならない場合、もう一方

のフリーになっている腕（同側）に血圧計とパルスオキシメータ、点滴ラインを採らなければいけないことがあります。

　そうしたときに、パルスオキシメータをつけると、血圧を測ったときにはマンシェットが締まります。締まると、パルスオキシメータは、**図1-11**のように血流が途絶されるので、そのときには酸素飽和度の値が出なくなります。出なくなったときには、プローブの確認を促す「チェックプローブ」の表示になっています。外れているということで、パルスオキシメータの値が 100% から、それが突然数値が表示されなくなり「外れたときのアラーム音」を出します。非常に低いトーンの音になります。

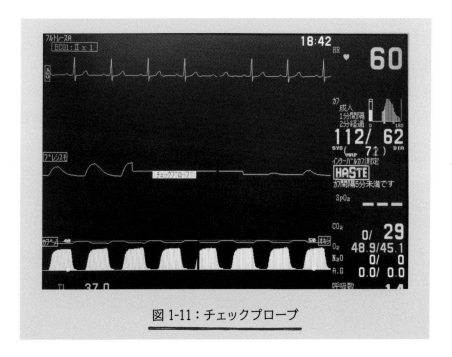

図 1-11：チェックプローブ

　パルスオキシメータの音というのは、非常に高い音から、100、99、

98、97、96 というふうに一段階ずつ段階的にトーンが下がっていきます。そういう決まりがあります。さらに「外れたときの音」というのは、とてつもない低い音、酸素飽和度でいくと 70% とか 60% ぐらいに相当するような低いトーンの音を出します。

　普通、酸素飽和度は、段階的に下がります。生体の反応では、突然 100 から 70 に下がることはありません。したがって、突然下がったということは、「外れた」か、もしくは「血液が流れていない」ということを表しています。そして、最後に「ピーンという音」がしたのは、「血圧を測り終わった」ことを表しています。再び血圧を測り終わったので、最後に「ピーンという音」がしたのです。おそらく同側を選んだ人は、あの「ピーンという音」に気づいたのだと思います。

　「パルスオキシメータが外れた」、「パルスオキシメータをつけ替えた」、もちろんそのときには音は当然出なくなるので低いトーンの音になり、もとに戻るので、「パルスオキシメータをつけ替えた」が一番引っかかりやすいのです。でも、最後の血圧を測り終わった音がわかれば「血圧計とパルスオキシメータが同側」というのが正解ですね。

⭕ 警報音以外に、同期音もアラームだった

　モニター画面（**図 1-11**）を見ていれば、当然そのときの状況がわかると思いますが、音だけ聞いてわかるということは非常に大事だと思います。ということで、「警報音以外に、心拍数の同期音も実はアラームだった」ということを、きちんと認識する必要があります。

1時間目　モニターの本当の見かたを知る

③心電図、SpO₂ は「耳で聞く」

○ 警報音が鳴る前に素早く変化をキャッチするには？

　徐脈、頻脈、不整脈、それから SpO₂ は音でわかります。音でわかってほしいということです。

　「不整」なのを不整脈と皆さんは思っているかもしれませんが、脈が「速すぎる」「遅すぎる」のも不整脈です。それを正しい値（正常範囲）に戻すというのも不整脈治療の1つなので、波形が等間隔でないこと以外に、「速すぎる」「遅すぎる」のもよろしくありません。

　手術のときに、**脈が突然速くなった、遅くなった**、というのは何らかの処置が必要かどうかは別として、「何かが起こっている」ので、通常は速くなったり遅くなったりしないようにコントロールしています。それから、SpO₂（酸素飽和度）が突然上がったり下がったりするのも、何かおかしいです。きちんと原因を突き止めなければいけません。

　警報音は、いわゆる異常値になって、逸脱したときに鳴るピンコンピンコンという音です。これが鳴る前に素早く変化をキャッチするには、結局モニターの変化を連続的に読める能力を身につける必要があります。

　手術室では、基本的にはモニターは今これだけの項目があります（**図1-12**）。これは GE 社のモニターですが、心電図、動脈ライン、パルスオキシメータ、脳波、EtCO₂、カプノメータ、体温、筋弛緩モニター、自動血圧計、ガスモニター、酸素濃度や吸入麻酔薬の濃度なども1つのモニターに全部表示するというものです。

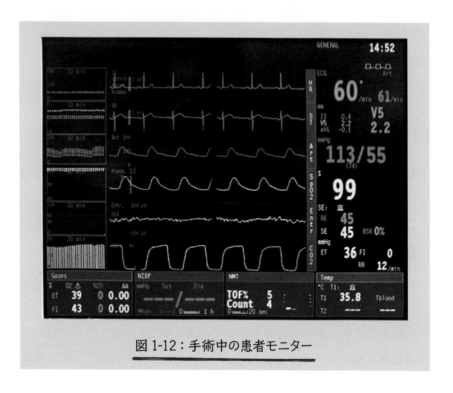

図 1-12：手術中の患者モニター

○「安全な麻酔のためのモニター指針」

　日本麻酔科学会が出している「安全な麻酔のためのモニター指針」[6]
というのが 2019 年の 3 月に改訂されています。ほとんど変わっていな
いのですが、どこが変わったかというと、筋弛緩薬のチェックで「筋弛
緩薬および拮抗薬を使用する際には、筋弛緩状態をモニタリングするこ
と」の部分です。昔は「必要に応じて」とありましたが、「必要に応じ
て」というのはあまりに曖昧なので、わざわざ、「筋弛緩薬を使うので
あればモニターをしなさい」と言っています。

[参照]
◎安全な麻酔のためのモニター指針 [6]
https://anesth.or.jp/files/pdf/monitor3_20190509.pdf
日本麻酔科学会安全な麻酔のためのモニター指針第4回改訂. 2019. https://anesth.or.jp/files/pdf/monitor3_20190509.pdf（2022年11月1日閲覧）

　これは非常に微妙な表現ですが、「モニターをつけなさい」とは言っていないのですが、事実上、つけなさいということと考えられます。

　脳波モニターも、「必要に応じて」と書いてあるのですが、後から話しますが、今の麻酔では、脳波モニターがなかったらかなり厳しいです。麻酔が深くなりすぎます。浅い麻酔や麻酔薬の投与中断により、術中覚醒や、深く麻酔したら、少し醒めるのが遅くなったり、高齢者では、せん妄などの合併症が起きる可能性があります。安全な麻酔のためのモニター指針ですから、何が安全かということです。

◯ チェック項目が分かれているところがすごい！

　この指針の中で、昔からすごいと思っているのは、それぞれのモニターすべき項目をきちんと分けて書いてあることです。「酸素化のチェックは、生体の色を看視すること」というのが書いてあり、「パルスオキシメータは装着すること」と書いてあります。パルスオキシメータをつけずに麻酔をするなということです。

　それから「換気のチェック」についてです。「酸素化のチェック」だけでなくて、「換気のチェック」が呼吸がうまくいってるかどうかの判断になります。呼吸のチェックというのは必ずこの2つです。呼吸音を監視しなさいというのはいいですが、「全身麻酔ではカプノメータを装着」と書いてあります。「CO_2モニターをつけずに全身麻酔をするな」

ということです。それから、「換気量モニターを適宜使用」とあります。換気量モニターはスパイロメータと言いますが、これを適宜使いなさいということですね。

「循環のチェック」は何かと言うと、ここで注意しなければいけないのは、「心音、動脈の触診、動脈波形または脈波の何れか1つを監視しなさい」ということです。これは心臓が動いているか、末梢で連続的に脈がふれるかということです。心電図モニター、血圧測定を行うこと。「血圧測定を行うこと。原則として5分間隔、必要ならば頻回測定」と微妙な表現です。したがって、原則として5分間隔で測っていないとダメです。2分半でもいいですし、もっと短いのもいいということ。そして、「観血式血圧測定は必要に応じて」とあります。

◯ この中で大事なのは「循環のチェック」

「循環のチェック」は、心臓が動いて、きちんと脈がふれているという証拠になります。今、「心音を聴診」している人はあまりいないと思いますが、心音をモニターしているということは、心臓がドクッと動いて、心臓から血液が拍出されていることがわかります。これを連続的にモニターします。

それから、「動脈の触診」です。ずっと動脈にふれている人も今はそんなにいないと思いますが、これが意味するところは、「動脈波形を見なさい」ということです。動脈波形は、観血式血圧測定（動脈ライン）でわかります。もう1つの「脈波」というのは、パルスオキシメータの波形です。パルスオキシメータは酸素飽和度だけを見るのではなくて、脈波も見なければいけません。きちんと「脈の波形」が出るパルスオキシメータを使用します。最近は病棟のパルスオキシメータは、指につけ

るものがはやっていて、数値しか表示されないものがありますが、それではダメです。「脈波を見ろ」と言っているのですから、観血式血圧測定かパルスオキシメータで見なければいけません。全身麻酔をするにあたっては、これだけのモニターをきちんと連続的に読まなければいけません。

◎ 体温は、0.1℃上がるのか、下がるのか、そのままなのか

もう1つ、「体温測定を行うこと」と書いてあります。全身麻酔をしているのに体温測定を行っていない人がいます。それはマズいです。体温チェックは必須項目です。通常は全身麻酔をしたら体温は下がるのですが、時に上がることがあります。それは危険ですので、必ず確認しましょう。

基本的には、手術室における体温測定は、数値が一定のように思いますが、これは持続的に体温を測っているからです。手術室にある膀胱温、直腸温、鼓膜温などの体温モニターは、一瞬たりとも休んでいません。休むと、この数値がぴゅーっと下がります。センサーが外れると数値が下がるのに気づいている人もいると思います。手術室においては体温は連続モニターです。スポットで測っているわけではありません。導入時に測って、途中で測って、最後に測って、それで終わりではありません。持続的に測るのです。

体温は、正常かどうかというのを見ているわけではなくて、これは0.1℃が大事です。0.1℃上がるのか、下がるのか、そのままなのか、変化を見ておかなければいけないということです。

◯ 手術室モニタリングの2つの目的

　これらをまとめて見ると、手術室のモニタリングの目的は2つに分かれています（**図1-13**）。「生命の安全を確保する」モニターは、基本的に集中治療室や、一般病棟でも通常使うモニタリングです。一方、「麻酔の効果や手術刺激を判断する」モニターは特徴的です。ですから、「生命の安全を確保する」モニターしか見られなくて、「麻酔の効果や手術刺激を判断する」モニターを見たことがなかったら、はっきり言って読めないでしょう。だから、手術室においては、きちんと「麻酔の効果や手術刺激を判断する」モニターも読めるようにならなければダメです。

❖生命の安全を確保する
　・ECG、NIBP（AP）、SpO$_2$、EtCO$_2$、スパイロ（P-V、F-V）

❖麻酔効果や手術刺激を判断する
　・BIS、エントロピー、SEDLINE（脳波）
　・ETAC（吸入麻酔薬呼気濃度）
　・NMT（神経筋伝達）
　・TCIポンプ（静脈麻酔薬予測血中濃度）、血中濃度シミュレータ
　・BPとHRの組み合わせ

図1-13：手術室モニタリングの2つの目的

　手術中の患者状態をモニタリングするのに、「生命の安全を確保する」モニターと、「麻酔効果や手術刺激を判断する」モニターの2つがあります。

④五感を使った観察

○ モニターができないことを五感を使って補う

　それから、五感を使った観察というのがよくあります。この五感を使った観察で、筋弛緩がどれぐらい効いているかが触ってわかりますか？わからないと思います。筋弛緩モニターは五感では無理です。

　五感を使った観察ができるのは、体を触ってみて、末梢が冷たい、脈がよくふれる、不整脈がある、胸が上がっているというようなことです。人間の感覚でわかることしかわかりません。視診、触診、聴診でわかることのみです。

　この人がよく寝ている、麻酔の状態が深い、というのは絶対にわからないです。額に手を当てて、「うーん、これはよく寝ているね」と言う人がいますか？　いないですよね。人間の感覚でわかるものは、モニターができないことを補うということが大事です。よくいろいろなセミナーに行くと、「五感が大事ですよ」と、五感を使ったトレーニングをしますが、モニターがある状況では、モニターを使って、さらにそれを補うための五感が大事なのです。

　モニターがある状態で、例えば体温を測っていたとしましょう。手術室で測定している体温はどこの体温ですか？　たいていは中枢温です。中枢温しか測っていないのであれば、末梢の温度はどうなのかというのを知るには手足を触ってみないといけません。

　「冷たいのか」「温かいのか」と「手を触る」「足を触る」ことはモニ

ターの中枢温測定を補うことになります。手を触ってみて冷たいのであれば、中枢温は高いけれども、末梢温は、自分の体温よりも冷たいというのはわかります。これはモニターがない場所のことなので、五感を使った観察として非常に有用です。

　それから、例えば手が冷たくてパルスオキシメータがうまく作動しないときや、あるいは、まったく表示しないことがあります。指を付け替えても、やはり出ないときにはどうしますか？ きちんと脈がふれるのかどうかを、まず確認しなければいけません。心電図が出ていても、脈がふれないことがあります。血圧が下がっていたりすると脈がふれませんから、頚部で内頚動脈や鼠径部の大腿動脈をふれて脈を確認します。そういうことが、実は五感を使った観察でもっとも大事なことです。

　それ以外のことで五感を使って、「オレの五感のほうがモニターよりもすごい！」と自慢している場合ではないのです。モニターができないこと、やっていないことを自分たちの五感で補う必要があるということです。

○「感じる」モニタリング

　昔は、生命がきちんと保たれているということを確認するために「五感」を使うのが普通でした。この図（**図 1-14**）の左側の人は、患者さんの右手の脈をふれています。麻酔薬を背中に背負ったバッグの中に詰めて、患者さんの口元から吸わせています。椅子に座らせて麻酔をかけています。普通は寝かせて麻酔をかけると思うのですが、昔はそういう常識がなかったのか……、150 年ぐらい前の資料です。

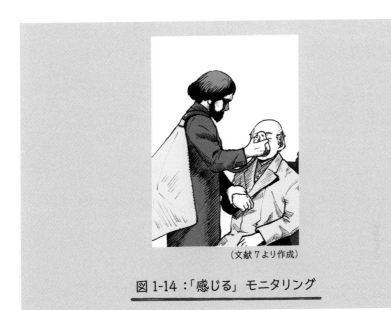

（文献 7 より作成）

図 1-14 :「感じる」モニタリング

　吸入麻酔薬で、麻酔がかかっていったら、脈が遅くなり、脈がふれに
くくなってくるので、意識がなくなるとともに「麻酔が深くなってきた」
ということをおそらく感じていたと思います。これが「感じるモニタリ
ング」です。モニター機器が何もなかったからこういう方法しかなかっ
たと思うのですが、例えば現在の麻酔においては、患者さんの呼気中の
吸入麻酔薬の濃度の数値が上がっていけば、しっかり取り込まれてきた
ことがモニターでわかります。それを見ながら、今度は、血圧が下がっ
てきた、脈が遅くなってきた、というのをあわせて見ることによって、
この図 1-14 の左側の人の「神の手」みたいなものをモニターが表現し
てくれているわけです。ですから、1 つの値だけ見ていても仕方がない
のです。麻酔が深くなっていけばどういう状態になってくるかというの
がわからないといけないということです。

◯ 異常を知るための基本的チェック項目
　～バイタルサイン～

　そうは言っても、モニターで見ている基本項目というのは、これだけです。血圧、脈拍、呼吸、体温、意識です。これは昔から変わっていません。昔は、目で見たり、触ったりしてモニタリングしていました。意識というのは、声をかけて反応がなくなったところではわかるのですが、どれぐらい深いかというのがわからないから脳波モニターが必要になってきました。そういうことを数値化しているだけで、していることは150年前と変わっていません。

◯「血圧」と「脈拍」は必ず連動して動く

　先ほどから言っていますが、「血圧」と「脈拍」というのは必ず連動して動きます。「血圧」と「脈拍」は同じものを見ています。末梢血管で脈がふれるかどうか、それから血圧が上がるか下がるか、これは同じところ（血管）でモニターしています。

◯「体温」を持続的に測っている意味

　「体温」についてですが、手術室で測っている体温は、基本的に「中枢温」です。病棟で、一般的に測っているのは基本的に「末梢温」です。中枢温とは違います。役割も違います。手術中は体温センサーを入れて、持続的に体温をモニターしているのです。麻酔をしたら体温は下がります。どうして下がるのか？ それは生体反応が落ちていくということ、交感神経が動かなくなることに関係しています。

　全身麻酔をすると寒いか暑いかわからなくなります。麻酔がかかって

いないとき、私たちは寒いと感じたら、通常はどういう反応が起きますか？　寒いところに行ったら末梢血管がぎゅっと締まるから、血圧が上がります。急に外に出たときに、胸がウッと苦しくなる人もいます。それは、寒いと感じて、末梢血管がぎゅっと締まって、心臓がバクバク打って、交換神経が緊張する反応が現れるからです。しかし、麻酔が深くなると、その緊張が起こらないため末梢血管が開きっ放しです。したがって体温はどんどん逃げていきます。

　寒いことがわかるから、末梢がぎゅっと締まるわけです。麻酔をするとそもそも寒さがわからないのだから体は反応しないのです。だから、どんどん中枢から末梢に体温が逃げます。そういうことがわかると、体温を中枢で持続的に測っている意味がわかります。スポットで測ってはダメなのです。

　どんどん下がるので、0.1℃ずつ次第に下がるのであれば、しっかり温めるということが次の一手に来なくてはいけません。この状態となれば、保温ではダメで、加温しなければいけません。麻酔がかかった瞬間からどんどん体温は下がるということを知っていれば、どれぐらい下がるかということを、きちんとモニターしていなければいけないということもわかるでしょう。また、きちんと体温（中枢温）が戻ったのか、モニターしていなければいけないのです。
　それが「全身麻酔のときに体温を必ずモニターしなさい」という意味です。そういうことは、細かく教科書に書かれていないため、あまり認識されていません。背景を知らずに、「麻酔中は体温をモニターするんだよ」と言われても、意味がわかりませんね。

○「意識」　～どれくらい鎮静が深いか？～

　「意識」も全身麻酔であれば当然なくなります。どれくらい鎮静が深いかわかりますか？　わかりません。麻酔薬の濃度を見るというのもありますが、効果が現れる濃度には個人差があります。例えば、高齢者に非常に高い濃度の麻酔薬を入れると、麻酔が非常に深くなって循環が保たれなくなってしまいます。循環が保たれないことと意識があるないは別のことです。そういう意味でも、意識のレベルというか、どれくらい意識が抑制されているかというのを脳波で見ているのが、最近の麻酔には求められています。

○ モニターの「三種の神器」

　モニターの「三種の神器」と言われるものがあります（**図1-15**）。簡単な局所麻酔の手術のときはこんな道具立てだと思います。「パルスオキシメータ」と「自動血圧計」と「心電図」を「三種の神器」と言います。

　これは何が前提になっているかというと、「患者さんが起きていること」です。なぜ起きていることが前提かというと、呼吸のモニターがありません。パルスオキシメータでは呼吸をしているかどうかはわかりません。酸素化はわかりますが、酸素を投与していれば通常 SpO_2 は下がることがないので、呼吸が抑制されたということがわかるためには、これ以外の自分の五感で見なければいけません。

　問題なのは、患者さんを鎮静するときにも、「三種の神器」だけで鎮静下に手術をやっていることです。最近は局麻の手術とか、局麻の処置や、内視鏡検査でも、必ず患者さんが「苦しいので寝かせてくれ」と鎮

静を希望します。

三種の神器
パルスオキシメータ、自動血圧計、心電図

◆のこりは五感重視で…
◆呼吸数とパターン、意識
◆視診、聴診、触診、声かけ
　・見て　聞いて　感じて　声をかける

図 1-15：モニターの「三種の神器」

　鎮静薬を使うと、どうしても呼吸は抑制されます。当然、意識も抑制されます。そうすると何が起こるかというと、先ほどのグラフ（**図 1-7**）にあった「深い鎮静」状態になります。その状態になると、呼吸が止まり、気道が閉塞し、誤嚥を起こしやすくなります。パルスオキシメータや自動血圧計や心電図では、そういう異常はわかりません。これらは循環のモニターです。

　パルスオキシメータでは脈が打っているかどうかを見ています。酸素飽和度は、呼吸が小さくなったり止まった当初はあまり意味がないかもしれません。鎮静したときには、よほど息が小さくなれば酸素飽和度も下がってくると思いますが、酸素を投与していたら、すぐにはわかりません。したがって、きちんと息をしているかどうか、意識が適切な状態になっているかを**五感**で見なければいけません。こういうときは、「視診」「聴診」「触診」「声かけ」といった五感の活用が大事です。

「聴診」というのは、いびきをかいているとか、気道が通っているとか、呼吸の音がしているとか、そういうことが大事です。「声をかける」というのは、声をかけてどういう反応が返ってくるかということで、反応が返ってこなければ、気道が通っているか？　息はしているか？　ということを考えなければいけません。「見て、聞いて、感じる」というのは、よく言うのですが、「声をかける」を忘れてはいけません。声をかけて反応がどうだったか、状況に応じてきちんと対応しなければいけません。

　「触診」とは、脈拍の触診（**図1-16**）です。どういうときに役に立つかというと、パルスオキシメータがふれなくなったときです。

　パルスオキシメータがふれないのは、2つのパターンがあります。プローブが外れたときや、プローブがずれているとき、それからもう1つは、末梢循環が悪いときです。要するに血液が末梢まで流れてこないためパルスオキシメータは反応しません。そうなると、酸素飽和度が出ていないことが問題ではなくて、「脈がふれていないのでは？」と考えなければいけません。

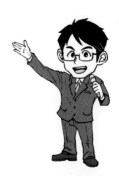

❖脈拍数、脈の強さや不整、末梢（手先、足先）の温度
❖末梢循環を感知
　・脈を感じることで、血圧が低すぎない、不整脈を察知

❖触知部位：
　橈骨動脈　ふれれば収縮期 60mmHg 以上
　頚動脈、大腿動脈　ふれれば心臓は止まっていない

図 1-16：脈拍の触診

　そんなときはどうするか？　自分でふれるしかないです。橈骨動脈にふれて末梢の循環を感知する必要があります。橈骨動脈がふれたらだいたい収縮期圧で 60mmHg 以上あるので、心臓は止まっていません。もしこれでパルスオキシメータがふれなくて、橈骨動脈もふれなければ、基本的には、今度は頚動脈や大腿動脈などをふれなければいけません。ここでふれれば心臓は止まっていないので、昇圧すればいいということになります。だから、パルスオキシメータがふれなくなったら、末梢をふれて、心臓が止まっているかどうか確認します。これだけのことが触診からできれば、これは五感で補って十分です。ざっくりと何をしなければいけないかということが頭に浮かべば、「モニターができないことを自分たちの五感で補う」ことの意味もわかると思います。

2時間目

5分でわかる
心電図教室

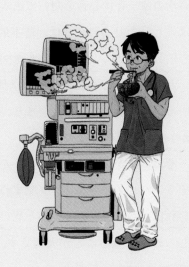

①心拍数より脈拍数　〜心電図が出ていても、脈がふれないことがある！〜

心電図は心臓の収縮を表しているわけではない

　1 時間目の中で、心電図が出ていても脈がふれないことがあると言いました。心電図は血圧や脈拍がふれることを保証するものではありません。ですから心電図が出ていても、末梢では脈がふれていないかもしれません。ひょっとすると心臓が止まっているかもしれません。「心電図が出ているのに心臓が止まっている」という患者さんと出会った経験はあまりないかもしれませんが、私はこれまで、手術中や救急医療の場面で 5 回から 10 回ぐらい経験しました。

　心拍数と脈拍数の違いはわかりますか？　心拍数（ハートレート）というのは、昔は心音を聞いて決めていました。今は心音を聞いている人は誰もいませんね。今は、基本的に心電図モニターから決めています。心拍数と言っているのは、心電図から求めた拍数のことです。

　ところで、心電図というのは何を表していますか？　心臓の中で出ている電気信号ですよね。つまり、心電図は「心臓が収縮しているかどうか」は一切感知しないのです。

　では、脈がふれているかどうかはどうやって見ているのでしょうか？　そう、パルスオキシメータですね。パルスオキシメータで脈波形が出ていれば、心臓は動いていると思います。脈が出ているか出ていないかをしっかりと見ることが大切です。「心電図が出ていたら OK」というのでは、いけないのです。

○ 心臓が止まっていても心電図にいかにも正常そうな波形が出てしまう PEA

一番怖いのは PEA（Pulseless Electrical Activity：無脈性電気活動）です（**図 2-1**）。PEA では、心電図が出ていても脈がふれないことがあります。PEA が起こる原因は患者さん側にあることもあれば、手術が原因になることもあります。PEA では、心電図波形の QRS は出ていても脈がふれません。これは、パルスオキシメータが脈を感知できないからです。**図の 2-1** では SpO₂ 数値も左側の脳波形も出ていません。

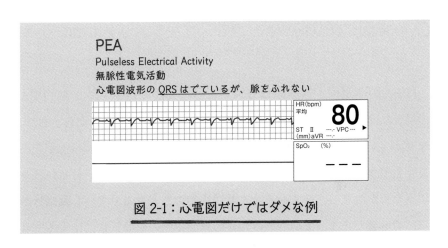

図 2-1：心電図だけではダメな例

○ PEA の原因

PEA が起こるのは、心臓の伝導以外の原因で心臓が止まったときです（**図 2-2**）。よくあるのは、ドカッと急激に出血して、循環血液量が激しく減少してしまったときです。急激に低酸素血症になったときや、心タンポナーデになったときにも、心臓は止まっているのに心電図が出

ることがあります。こういったことがあるので、「心電図が出ているから心臓が動いている」と思うのは大間違いです。

❖無脈性電気活動（PEA）
原因として、心室の収縮を妨げる病態、例えば循環血液量減少、低酸素血症、心タンポナーデなどの存在が考えられ、一般的な心肺蘇生と同時に、原因疾患の検索とその治療を要することが多い。

図 2-2：無脈性電気活動（PEA）

◯ 心電図に頼り切らず、パルスオキシメータで脈をチェック！

「PEA の心電図を教えてほしい」という人は多いです。でも、PEA の場合には、心臓の治療をするわけではないからあまり役に立ちません。なぜかというと、PEA の心電図は**図 2-3**のような波形を示します。一見正常です。さらにこれは一例であって、「PEA はこの波形」といったような形が決まっていません。これは当然のことなんです。心臓以外が原因で心臓が止まっているわけだから、心電図の形は正常に見えることがないのです。

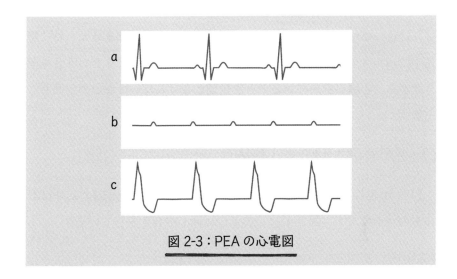

図 2-3：PEA の心電図

　心肺蘇生のときに、心電図だけを見て「この波形なら胸骨圧迫（心臓マッサージ）をしなくていい」と言う人がいます。しかしそれは誤りです。胸骨圧迫をするかどうかは、心臓が止まっているかどうか、すなわち中枢で脈がふれていないかどうかで決まります。心電図を見て胸骨圧迫をしているわけではないのです。心電図はあくまでもきっかけでしかありません。「心電図が出ているけど、脈はふれているのか？」ということを考えないとまずいわけです。心電図は、危険な心電図をみたら反応します。心電図が正常でも脈をまず確認するのです。

　手術中には、必ずパルスオキシメータをつけています。つまり、末梢がふれるかどうかをつねに監視しています。パルスオキシメータというのは、その名の通り、パルス（脈）とオキシ（酸素化）を監視する装置です。酸素飽和度だけでなく、脈も見てくれています。2つを見る機能があるから、パルスオキシメータが役に立っているのです。脈波形の監視を忘れてはいけません。心電図が平常でも脈をまず確認するのです。

よく、酸素飽和度だけを見て「問題なし」と言っている人がいますが、それは違います。酸素飽和度と脈の両方を見ないといけません。特に搬送中にパルスオキシメータをつけているときは、ピッピッという音を聞きながら、心臓が動いていることを確認しなければいけないのと同じことです。

○ PEA を引き起こす「6H6T」と「ABCDEFGHIJ」

PEA が起こる原因として、「6H6T」や、「ABCDEFGHIJ」と呼ばれるものがあります（**図2-4**）。この2つは同じ内容を表しています。

6H6T		ABCDEFGHIJ
Hypoxia	低酸素血症	A: Acidosis（アシドーシス）
Hypovolemia	循環血液量減少	B: Bleeding（循環血液量低下）
Hydrogen ion	アシドーシス	C: Cardiac Tamponade
Hyper / Hypokalemia	高 / 低カリウム血症	（心タンポナーデ）
Hypothermia	低体温	D: Drug（薬物中毒）
Hypo / Hyperglycemia	低 / 高血糖	E: Embolism（肺塞栓）
		F: Freezing（低体温）
Tension pneumothorax	緊張性気胸	G: Gas（低酸素血症）
Thrombosis Coronary	急性冠症候群	H: Hyper/Hypokalemia
Thrombosis Pulmonary	肺塞栓	（高 / 低カリウム血症）
Tamponade Pericardial	心タンポナーデ	I: Infarction（心筋梗塞）
Toxins & Drugs	毒物、薬物	J: Jam（緊張性気胸）
Trauma	外傷	

図 2-4：PEA の原因

PEA の原因をざっと見ていきましょう。まず、低酸素血症や循環血液量の減少。それからアシドーシスがあります。大量に出血して、血圧が下がって、脈がストーンと止まっていることがあるんですね。

それから低体温です。大量輸血するときに、輸血を温めずにどんどん

入れて、低体温にして心臓が止まってしまったら助かりません。

　低血糖、高血糖、緊張性気胸も PEA の原因になります。それから、急性冠症候群です。急激に冠動脈が詰まって、心電図は普通で少し徐脈ぐらいだけれど、全然心臓が動いていないということがあります。

　肺塞栓、心タンポナーデ、薬物、毒物、外傷といったものも PEA の原因です。薬物、毒物というのは、麻酔薬の過量投与というケースも含まれます。

②術中に必要な心電図波形はこれだけ！

○5 分でわかる心電図教室

　ここまでに見てきたように、心電図は心臓が動いているかどうかを見るものではありません。電気信号がおかしくなったかどうかだけを見るものです。もちろん、波形がおかしくなったときには注意が必要ですが、波形がおかしくなくても、脈がふれているかどうかは術中はつねに感知しておかなければいけません。

　とはいえ、心電図に対する知識は必要です。そこで、ここからは「5分でわかる心電図教室」です。5 分でわかりますよ。「これだけ知っていればいい」ということをお伝えしますから、今まで心電図が苦手だった人も必見です。心電図波形の成り立ちのチェックポイントは図 2-5 のとおり。これだけです。

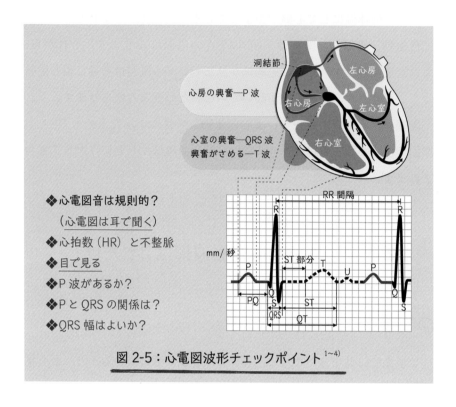

洞結節

左心房

心房の興奮—P波

右心房

左心室

心室の興奮—QRS波
興奮がさめる—T波

右心室

❖ 心電図音は規則的?

　(心電図は耳で聞く)

❖ 心拍数 (HR) と不整脈

❖ 目で見る

❖ P波があるか?

❖ PとQRSの関係は?

❖ QRS幅はよいか?

RR間隔

mm/秒

ST部分

P　　　　　T　　　　U　　P

PQ　　Q　　　　ST

QRS　　S　　　　QT

図 2-5:心電図波形チェックポイント [1~4]

　心電図は、規則的かどうかを耳で聞きます。規則的なときには、**図2-5**の右下に示したような波形が現れます。これが正常な波形です。

　正常な波形というのは、**図2-5**の赤色、黒の実線、黒の点線で示した3つのパートに分かれています。赤色がP波の領域で、黒の実線がQRS波の領域、そして黒の点線がT波の領域です。これらがそれぞれ何を表しているかがわかったら、心電図は簡単です。

◯ 心房の興奮を表す「P波」

　P波というのは、心臓の上のほう、つまり心房に電気が流れたことを

表しています。右心房の上部に、「洞結節」という場所があります。ここは最初に信号が発生するところです。洞結節で発生した信号は心房に広がっていき、それによって心房が興奮します。P波は、この様子を表しています。

◯ 心臓の収縮を表す「QRS波」

QRS波は、心室全体に電気が流れたことを表しています。心室の上のほうから、心室全体に電気信号が流れていきます。電気による興奮は心臓の収縮を引き起こします。その様子をQRS波は表しています。通常のQRSの幅は狭いのですが、QRSの幅が広いときは、心室内を流れる電気がゆっくりしていることを表しています。このことは何か心室内に伝わりにくい障害があることを示しています。

◯ 興奮が収まり、次の収縮への準備ができたことを表す「T波」

心室が収縮すると、心臓から血液が出ていきます。このときに電気信号は興奮しっぱなしではいけないので、いずれ興奮は収まります。そのときに現れる波形がT波です。T波が正常に現れたということは、正常に興奮が収まって次の興奮の準備ができたということになります。興奮が収まらないと、次の興奮を起こすための電気信号は流れません。ですから、興奮が収まる過程というのはとても大事なんです。P波とQRS波の2つよりもT波が少し長いのもこのためです。

○ 収縮すべきかしないべきか。心臓の混乱が表れた「不整脈」

　興奮が戻らないのに次の信号がやってくると、不整脈になります。心臓が止まるきっかけになります。波形で言うと、T波の次にP波やQRS波が出るのが普通です。ところが、興奮が収まらないうちに次の信号が出る不整脈では、この順番がおかしくなります。特にQRSのあたりから異常興奮が出ると、QRS波からいきなり次のQRS波が始まったりします。

　前の波形のT波の上に次のQRS波が出てしまうことを、「R on T」と言います。T波の上にQRS波がのっかってしまうという意味です。考えてみてください。T波は、興奮がさめる過程を表しています。いっぽうでQRS波は、興奮していることを表しています。おかしいですよね。心室では興奮が収まろうとしているのに、心室の別の場所では異常興奮が起ころうとしているのです。「もう収縮は終わっていい？ え、ダメなの？ また収縮するの？」という感じで大変なことになります。こんなことをしていると心臓は、「もうこれ以上頑張れないよ」となって、心臓はブルブルブルッとなって、そこからVT（心室頻拍）とかVF（心室細動）になってしまいます。

　ですから、心電図を見ていて、PがあってQRSがあってTがあって、それが全部同じ形で続いていれば、ずっと安心して見ていられます。しかし、その興奮が収まる過程のタイミングで別の興奮が速くなったり遅くなったりすると異常興奮につながります。

○ 波形の先に潜む意味を読み解こう

　信号の異常、すなわち波形の成分の異常が突然現れるのはなぜかというと、心臓の調子が何かおかしいからです。原因としては、例えば低酸素になったとか、アシドーシスになったとかといったことなどが考えられます。心臓が不安定になってくると、信号も乱れます。そういった心臓の不安定さを示すきっかけとなるのが心電図です。大切なのは、心電図だけで判断できることではなく、心電図が示した波形の先やその原因に何があるかを読み解くことです。逆に言えば、それを知っていれば心電図異常は十分なんです。PがあってQRSがあって、Tがある。それぞれの意味がわかっていれば、R on T がヤバいということがわかりますね。

○ 心電図電極の位置①　〜四肢誘導〜

　心電図について手術室で非常に大事なのは、Ⅰ誘導、Ⅱ誘導、Ⅲ誘導です。つまり、きちんと心電図がモニターできているということが大事なんです。

　四肢誘導というのは、基本的に心臓の周りに電極を貼っておけば大丈夫です（**図 2-6**）。心臓よりも上で、㊩色が心臓の左側に、㊙色が心臓の右側にあればいいです。だから赤色は顔でもいいんですよ。右の頬に赤、左の頬に黄色でも大丈夫です。下は、心臓よりも下にあれば大丈夫です。㊚色は左側にあろうと右側にあろうと、そこまで大きく変わりはしません。

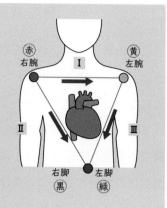

四肢誘導は心臓の電気的活動を
矢状面で診ている
Ⅱ誘導をよく使う

P波、QRS波がよく見える
不整脈、伝導障害がわかりやすい

右腕 (赤)　　Ⅰ　　左腕 (黄)

Ⅱ　　　Ⅲ

右脚 左脚
(黒)　(緑)

図 2-6：心電図電極の位置

3つの誘導のなかで、一番よく使うのはⅡ誘導です。**図2-6**の⑱電極から⑭電極に向かっている矢印が示すように、Ⅱ誘導では電気が上から下へ流れる過程がわかるので、波形が大きく見やすいんです。つまりPとかQRSがはっきり大きく出やすい。だからⅡ誘導をよく見ます。この四肢誘導というのは、不整脈や伝導障害を見るために使っています。

○ 心電図電極の位置②　〜5点誘導（胸部誘導）〜

5点誘導（胸部誘導）もよく使いますね（**図2-7**）。こちらは、電極をきちんとしたところにつけないと意味がありません。ポイントはV₅の位置です。V₅は、第5肋間前腋窩線に相当する位置に貼ります。これはどこかというと、心臓のV誘導です。このあたり（V₅誘導）の心筋虚血を見ているのです。だからV₅を例えば顔に貼ったり脚に貼ったりしても、何の意味もないわけです。Vは、虚血を見たい所に貼らなければなりません。

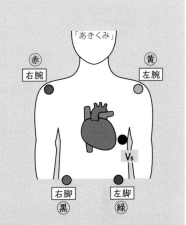

V_5：第5肋間前腋窩線
左室側壁の心電図活動を反映

胸部誘導は心臓の電気的活動を
水平面で見ている

検出できる誘導：
I、II、III、aV_R、aV_L、aV_F、V_5

心筋虚血の検出力が上昇

白電極の貼る位置を変えれば V_1〜V_6 誘導が観察可能

図 2-7：心電図電極の位置（胸部誘導　V_5）

　V誘導は単極誘導なので、正しい位置に貼れていないとダメです。だから V_1 でも、V_2 でも、V_3 でも、V_4 でも、V_5 でもいいのですが、心臓の近くにないと全然ダメです。そういうことがわかっていないと、せっかく5点誘導をつけても何の意味もありません。心筋虚血を見るのは、ST変化を見るものなので、四肢誘導（I、II、III）のように不整脈を見るためにつけているわけではありません。

○ 不整脈の心電図波形

　心電図の波形を見ていきましょう（**図 2-8**）。⑭や⑮のような不整脈の心電図波形が出ればすぐにわかりますね。これは心臓が危険です。いわゆる除細動の適用になるようなものです。

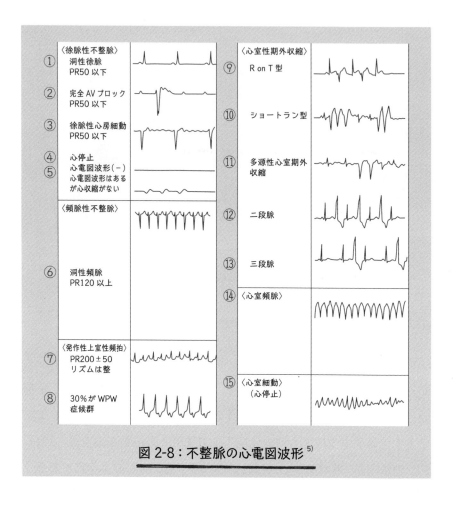

図 2-8：不整脈の心電図波形 [5]

⑫は二段脈、⑬は三段脈です。これらは心室期外収縮ではありますが、QRS が見えていますし、Ｔも見えているからとりあえず大丈夫です。Ｐがあって、QRS があって、Ｔがあって、その後ろに不整脈が出ているので、これはそんなに悪さをしないと思います。多く出現してくればいけませんが…。

同じ心室期外収縮でも、⑨のようなＲ on Ｔ型は、Ｔ波の途中から

QRSが出ています。これはすぐに、⑭⑮のような心室頻脈や心室細動の形になります。悪い顔をした波形です。

　心室期外収縮には、ショートラン型（⑮）もあります。ショートラン型は、不整脈が何回か連続して出ることが特徴です。⑮の心電図ではもとに戻っていますが、ショートラン型は、ほとんど心室頻脈に近いと言えます。そのままいってしまうと、心臓がフィブる（fibliration：細動）というか、心室がけいれんを起こします。それが最終的に心室細動になります。

　心室期外収縮のもう1つは、多源性心室期外収縮（⑨）です。これは二段脈（⑫）とか三段脈（⑬）と同じ形をしています。先ほどもお話ししたとおり、二段脈とか三段脈はそんなに悪い顔をしてしません。でも多源性心室期外収縮は悪い顔をしている。何が違うかというと、多源性心室期外収縮はQRSの形が複数あるのです。QRS幅が広かったり狭かったりQRSの形が違うのです。そこが二段脈（⑫）や三段脈（⑬）との違いです。異常な波が同じ形ではないものは危険です。QRSの形が違うのは別々の場所（心室）で別の興奮が起きていることを示しています。

　ここまでは脈が速くなるパターンを見てきました。ここからは逆に、遅くなるパターンを見ていきます。まず、洞性徐脈です（①）。これは、ただP-QRS-Tの形や間隔が変わらずに単に脈が遅くなるものです。次に、完全AVブロックというのは、PがあってもQRSが続いて出てこないものです（②）。それから、徐脈性の心房細動もあります（③）。こういったものに対しては、心拍数を上げる必要があります。当然、心静止なんかは、すぐ胸骨圧迫（心臓マッサージ）の適用があります（④、⑤）。

そのほかの不整脈として、頻脈性不整脈があります（⑥）。これはP
とQRSの関係が崩れていません。また、上室性の頻拍もあります（⑦、
⑧）。これらは脈を遅くしてやればいいので、抗不整脈薬を用いること
とその原因を取り除いてやれば改善が期待できます。

○ 危険な心室期外収縮の心電図波形

危険な心室期外収縮の波形を別の心電図でも見てみましょう（**図2-9**）。

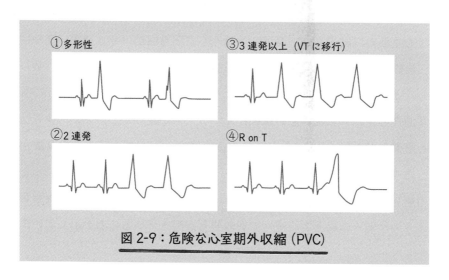

①多形性　　　　　③3連発以上（VTに移行）

②2連発　　　　　④R on T

図 2-9：危険な心室期外収縮（PVC）

　①は多形性です。1回目の大きな波と2回目の大きな波とでは形が違
いますね。これは危険です。

　②は2連発、③は3連発です。3連発になると危険です。

　④はR on Tです。これはT波の途中からQRSが出ています。本来
は、興奮の収まりを示すT波がもとに戻った後で次の興奮が始まるん
でしたよね。でもこれは、T波の途中に次の興奮が起こっています。こ
れは危険です。

❍ 生命が危険な不整脈の心電図波形

　図2-10に示した4つの不整脈は、すべて生命の危険があります。VT（心室頻拍）、VF（心室細動）、トルサード・ド・ポアント、AVブロックの4つです。

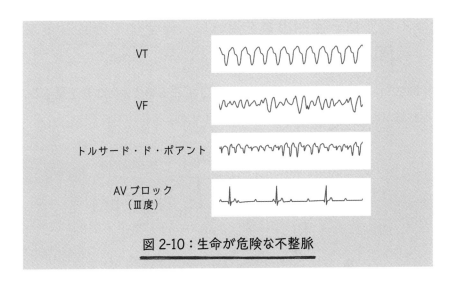

VT

VF

トルサード・ド・ポアント

AVブロック
（Ⅲ度）

図2-10：生命が危険な不整脈

　トルサード・ド・ポアントというのは、「トルネード」という意味です。大きくなったり小さくなったりを繰り返しています。これはVTと似ているけれど違う形のため、別の名前がつけられました。とはいえ、VTとほぼ一緒です。

　AVブロックというのは、PはありますがQRSが続きません。PとQRSがてんでバラバラに動くのです。**図2-10**の一番下段の心電図でも、Pの間隔は一緒ですが、それに続くはずのQRSが現れる間隔は、長い、飛んでいる、飛んでいる、短い、飛んでいる、飛んでいる、Pがない、というように、PとQRSがバラバラに動いています。こういった患者

さんに出会ったら、ペースメーカを持ってこないといけません。脈は
QRSが出たところでしか打たないので、放っておくと徐脈になります。
Pがいくらたくさんあっても、QRSがないと心臓の収縮にはつながり
ません。後ほど説明しますが、これはⅢ度のAVブロックで、非常に
危険なものです。

○ 不整脈は一回拍出量を減らし、体全体での血液量を減らしてしまう

　図2-11は心電図と拍出量を並べて表示したものです。これを見ると、
不整脈がなぜいけないかがよくわかりますね。

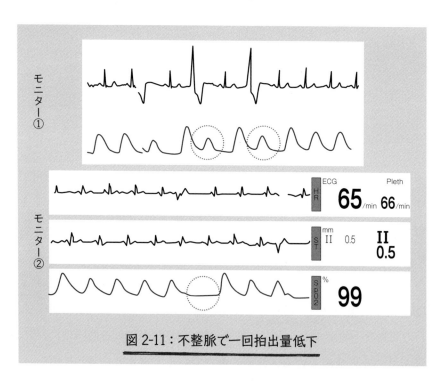

図 2-11：不整脈で一回拍出量低下

　モニター①の画像を見てみましょう。黒が心電図の波形で、赤が拍出量の波形です。不整脈が出ると、1回の拍出量が下がります。心電図で不整脈の波形が出たときに、拍出量の波も小さくなってますよね。つまり心臓から送り出される血液の量が少なくなってしまう。小さい脈波形は心臓から出ていく血液が少なくなっていることを示しています。不整脈が出たときは、心臓が1回打って血液を送り出し、次に向けて心臓に血液を充満させている最中に不整脈が出たのでまた心臓が打ってしまいます。当然、心室から送り出せる血液量は減ってしまう。こういうことを繰り返していると、送り出せるトータルの血液量も減ってしまうのです。波形の後ろのほうを見てみると、不整脈が収まって正常な波形になっています。すると拍出量の波形も一定になっていますね。このように、心臓は一定の血液量を安定して送り出すことが大切です。不整脈がたくさん出ると、心拍出量にも影響を及ぼすのです。

　モニター②の画像では、心電図の中頃に不整脈が出ています。脈が出ていません。このとき、血液も送り出せていません。次に拍出が始まったときは、心臓にたくさんの血液がたまっていたおかげで拍出量が少し増えています。こういうことが続くと、心臓から送り出される血液量は全体として減ってしまいます。これが不整脈のよろしくないところです。基本的に、心臓は規則正しく打っていることが大事と言われるゆえんです。

○ 心臓が止まったら除細動⁉

　PEA では除細動をかけられません。除細動というのは、心臓が止まっているからかけられるわけではありません。「えっ」と思ったら、よく考えてみてください。除細動がかけられるのは、心臓が細動しているときのみです。心臓が止まっていても除細動はダメですし、心電図信号

が止まっていても除細動はダメです（**図 2-12**）。心室細動（VF）とか無脈性心室頻拍（脈なし VT）は除細動の適応です。除細動は心臓の細動を止める機械なので、「心臓が止まっていること」と「除細動がかけられるかということ」には何の関係性もありません。

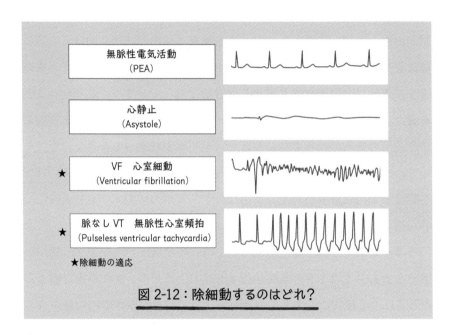

図 2-12：除細動するのはどれ？

除細動といえば AED がありますね。ドラマなんかで「AED を持ってきてください」というのをよくやっていますが、AED をつけても、心静止では作動しません。除細動は、心室細動（VF）とか無脈性心室頻拍（脈なし VT）だけを自動で判定しています。

手術室では AED ではなくて DC ショックが用意されています。これも同じで、DC ショックをかけられる条件というのは心室細動（VF）と無脈性心室頻拍（脈なし VT）です。心臓が止まっているからかけているわけでは決してないです。DC ショックは細動を治す機械です。だ

から PEA では、除細動は役に立ちません。PEA を見つけるには何が必要かというと、脈がふれていないことを確認することが大事でしたね。心電図波形（VT、VF）を見て DC ショックをかける必要があります。

○ Mobitz Ⅱ型とⅢ度房室ブロックには要注意

　ここで、房室ブロック（AV ブロック）について整理しておきましょう。房室ブロックにはⅠ度、Ⅱ度、Ⅲ度があります（**図 2-13**）。

❖ Ⅰ度房室ブロック　　PR 時間が 0.21sec 以上

❖ Ⅱ度房室ブロック　　心室への興奮が時々脱落

　❖ Wenchebach 型：　PR 時間が徐々に延長
　　主に房室結節でブロックが生じる

　❖ Mobitz Ⅱ型 ：　PR 時間は一定で突然 QRS 波が脱落
　　His 束以下でブロックが生じる

❖ Ⅲ度房室ブロック 　心房から心室への興奮伝導が完全に途絶

危険度が高いのは　Mobitz Ⅱ型　と　Ⅲ度房室ブロック
→　ペースメーカ植込み術の適応

図 2-13：房室ブロック（AV ブロック）

　先ほど、「Ⅲ度房室ブロックは大変だ」というお話をしました。Ⅲ度では、P と QRS がてんでバラバラに出ます（**図 2-14-④**）。

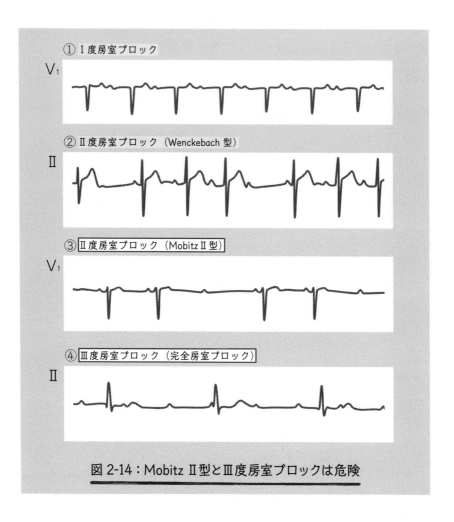

① I度房室ブロック

V₁

② II度房室ブロック（Wenckebach 型）

II

③ II度房室ブロック（Mobitz II 型）

V₁

④ III度房室ブロック（完全房室ブロック）

II

図 2-14：Mobitz II型とIII度房室ブロックは危険

　I 度は、P と QRS の間が長いものです（**図 2-14-** ①）。通常、心電図の1マスよりも P と QRS との間隔が長ければ I 度のブロックです。P と QRS の間隔は長いものの、規則的です。これはよくあります。「少し長いけれど、次が出ている」という感じですね。これは放置でいいです。P と QRS はつながっています。もちろん、徐脈になるとアトロピンな

どを入れます。

　Ⅱ度のブロックには2種類あります。そのなかの Wenckebach 型は比較的良性で、これもアトロピンなどを入れればたいてい治ります。Wenckebach 型は P と QRS の間隔がだんだん長くなって、QRS が最後は消失します（**図 2-14-**②）。心電図を見てみると、2拍目から順に、P と QRS との間隔が少し短い、少し長い、もっと長いとなっています。そして、次は P があるのに QRS が出ていません。さらにその次は、QRS が復活して P との間隔ももとに戻っています。これはペースメーカの適用ではありません。これはアトロピンなどで脈を速くしてやれば、戻ることがあります。

　Ⅱ度のブロックのもう1種類は Mobitz Ⅱ型です。こちらは、Wenckebach 型と違って P と QRS の間隔は変わりません。ところが、突然 QRS が欠落します。**図 2-14-**③を見ると、1拍目と2拍目は P の後ろに QRS がありますが、3拍目の後ろにはありません。そして4拍目では戻っています。Wenckebach 型も QRS が出なくなりましたが、だんだん間隔が長くなって欠落しました。これは、たいてい大丈夫です。対する Mobitz Ⅱ型は、間隔が変わらないまま、突然欠落します。こちらは危ないです。Ⅲ度のブロックと同様に、ペースメーカが必要です。**図 2-13** と**図 2-14** で赤で囲んである2つのブロックは危険なので、注意しておいてください。

○ 電解質異常　～高カリウム血症で QRS 波の幅が広がった患者さんは危ない！～

　心電図では、高カリウム血症に気づけるかどうかも大切です（**図 2-15**）。

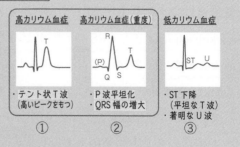

カリウム異常による波形変化

・電解質異常が心筋細胞の再分極に影響を与えることにより波形が変化する。

高カリウム血症	高カリウム血症(重度)	低カリウム血症
・テント状T波 （高いピークをもつ）	・P波平坦化 ・QRS幅の増大	・ST下降 （平坦なT波） ・著明なU波
①	②	③

図 2-15：高カリウム血症に気づけるか

　急患で来られる患者さんのなかには、透析患者さんもいます。ケガや事故で運ばれてきたのですが、透析日なのに透析できていないというケースです。そういった患者さんの心電図は、**図 2-15-** ①のような「テント状 T 波」を示していることがあります。

　それから、重度の高カリウム血症は QRS 幅が広いです（**図 2-15-** ②）。こういった患者さんは放置すると VT や心停止につながります。「高カリウム血症で QRS の幅が広がってきた患者さんは非常に危険」と覚えておいてください。重症の高カリウム血症に特徴的なもう 1 つの波形として「P 波の平坦化」というのがありますが、それ以前に、QRS 幅が広がってくるのでわかると思います。通常見ているよりも明らかに QRS の幅が広いです。QRS というのは、普通にはそんな簡単に広がりません。QRS 幅が広がるということ自体が異常です。

　QRS 幅が広がった高カリウム血症は本当に危険です。広がっていなければまだ、余裕があります。テント状 T 波はその始まりです。

　低カリウム血症は、意外と気づくことができません。でも、症状を持った人は結構います。高齢者でご飯を食べられない人は低カリウム血症になっていてることがあります。こういった人の心電図を見るとST の後ろにU 波という波が出ています（**図 2-15-** ③）。

　低カリウム血症の人への対応には結構苦労します。ご飯を食べられていない人は、電解質の異常だけでなく、アルブミンなどのタンパク質も低く、麻酔をすると血圧が出なくなります。麻酔をかけてしまうと後の祭りです。「待って、もう少しなんとかしておけばよかった」となります。急患のときはどうしようもないのですが、低カリウムで全身状態に気づくことがあります。

　電解質異常による波形変化については他にもいろいろあるのですが、「高カリウム血症に気づくことができたらいい」「QRS の幅が広がった高カリウム血症は危険」ということを知っていればいいです。手術室で電解質異常で心電図を活用するというのは、そのくらいでしょう。それよりも、心電図モニターでは、むしろ脈が速くなった、脈が遅くなった、酸素飽和度が低下したといったことを耳で聞き分けるほうが、波形を見るよりもっと大事だと思います。

3時間目

循環モニターから読みとる異変・急変サイン

～血圧、フロートラックセンサー、中心静脈カテーテル～

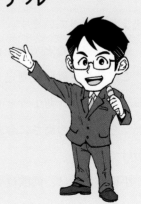

①平均血圧と脈圧の正体

◯ ゼロ点とは心臓の高さのこと

　血圧というのは、測っていれば何らかの数値は出ています。でもいったい、どの数値を見ればいいのでしょうか？　その答えが、これからお話しする「平均血圧と脈圧」です。麻酔がかかった患者さんでは、この2つが非常に大事だというお話です。

　血圧の測定について、教科書にはよく「マンシェットの血圧計はゼロ点を合わせなくていい」と書いてあります。これは正しいのでしょうか？　そもそも、ゼロ点というのは何でしょうか？

　「ゼロ点を合わせなくていい」とは、動脈ラインのときのように、ゼロ点補正をするためにモニター上での操作をしなくてもいいという意味です。それはそうなのですが、実はマンシェットでもゼロ点を合わせているのです。どういうことかというと、ゼロ点というのは心臓の高さに合わせるという意味です。血圧を測るときは心臓の高さで測ることがお決まりになっています。

　通常、健診などで血圧測定をするときは、必ず腕を置く台があって、そこにひじを置いて測定します。そうすると、マンシェットをつけている腕の位置は、ちょうど心臓の高さと同じになっているのです。知らないうちに心臓の高さに合わせられている、つまりゼロ点を合わせているわけです。

　手術のときは、仰臥位で体が水平になっているかぎりは、腕を体側に

つけても、腕を開いても、マンシェットは心臓の高さにあります。上腕
で測っていれば、勝手に心臓の高さになっているのです。しかし問題な
のは、横向き（側臥位）になったときです（**図 3-1**）。このときにはマ
ンシェットがゼロ点に合っていません。心臓の高さよりマンシェットが
高ければ、血圧は低く出ます。心臓の高さよりマンシェットのほうが低
ければ、血圧は高く出ます。

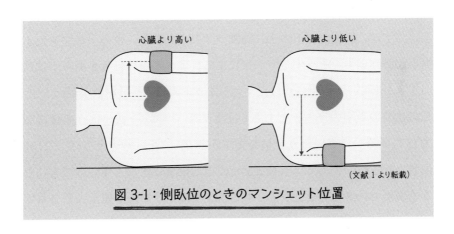

（文献 1 より転載）

図 3-1：側臥位のときのマンシェット位置

○ 測定部位は心臓の高さに！

　ゼロ点というのは実はこういう意味で、心臓の高さで血圧を測るとい
うことがゼロ点合わせです。ただ単に、ゼロ点合わせのボタンを押すこ
とがゼロ点合わせではありません。「心臓の高さに測定部位を持ってく
る」ということが、血圧測定の基本中の基本です。ですから**図 3-1** のよ
うに横向きになった場合は、測定部位が心臓より高くなった分だけ血圧
は低く出て、測定部位が心臓より低くなったらその分だけ血圧は高く出
ます。

動脈ラインでも一緒です。動脈ラインもゼロ点合わせのトランスデューサーがあります。トランスデューサーの位置が心臓よりも低いところにいけば血圧は高く出ます。心臓より高い位置にいけば血圧は低く出ます。それを調整するのがゼロ点合わせです。トランスデューサーの三方活栓を大気開放することがゼロ点合わせだと考えるのは、間違いで、心臓の高さで、ゼロ点を合わせることが必要なのです。

通常、マンシェットの血圧計と動脈ラインは別々の側につけることが多いですが、側臥位で下の手に動脈ラインがあると、上の手にマンシェットがあります。そうすると、下にある動脈ラインのほうが明らかに高い数字が出て、上の手につけたマンシェットのほうが低い数字が出ます。この2つの数字のうち、どちらが正しい値ですか？ 低いほうを信じますか？ あるいは高いほうを信じますか？ 答えは、「両方とも信じない」です。2つともゼロ点に合ってないので、数字も正しくないのです。そこで現場での考え方としては、「下のほうにつけていて高く表示されているものよりも、上のほうにつけて低く表示されているものを基準にしたうえで、『それよりは少しは高いはずだ』と考える」としています。

◯ 送り出される血液量を示す「脈圧」

マンシェットで測る血圧計というのは、ニコライ・コロトコフという人が約100年前に発表した、「聴診法」という測り方が出発点になっています（図3-2）。カフと聴診器で聞くと、コロトコフ音と呼ばれる音が聞こえます。音が聞こえ始めたところが収縮期で、聞こえ終わりが拡張期です。聴診法が発明される前は触診法しかなかったので、おそらく収縮期圧しか測れていなかったと思われます。

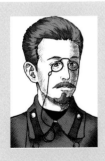

ロシアの軍医
ニコライ・コロトコフ（1874-1920）

日露戦争の後1905年、カフと聴診器でコロトコフ音
を聴く血圧測定法をはじめて報告

図 3-2：聴診法を報告したコロトコフ医師

血圧については、収縮期圧と拡張期圧に加えて、平均血圧もあります
（**図 3-3**）。

❖収縮期圧、拡張期圧、平均血圧
❖脈圧＝ 収縮期圧 － 拡張期圧
　一回拍出量を反映
❖平均血圧＝ 拡張期圧 ＋ 脈圧 /3
　臓器血流を反映

図 3-3：平均血圧と脈圧

脈圧もあります。脈圧とは、収縮期圧と拡張期圧の差のことです。こ
の数値は、心臓から1回あたりどれくらい血液が出てきたか、すなわち
一回拍出量を表しています。脈圧が低いと、あまり心臓から血液が出て
いっていないという意味になります。例えばショックになったときは、
血圧が下がっているだけではなく、脈圧も下がっています。つまり心臓
から血液が出ていかない、送り出せていないのです。だからショックな

のです。

　脈圧は、通常は 30 以下になることはめったにありません。ショックのときは 30 以下になっていて、脈圧がほとんどなくなります。これは取りも直さず、心臓から血液が送り出せていないことを表しています。血圧が低いということだけが問題ではないのです。問題は、心臓から血液が送り出せていないことです。それを見るための指標となるのが脈圧です。

◯ 臓器に流れる血液量を示す「平均血圧」

　平均血圧は、拡張期圧と脈圧という 2 つの数値を使うと求めることができます。「拡張期圧＋脈圧の 1/3」が平均血圧です。平均脈圧は、臓器血流を反映すると言われています。

　計算式を紹介しましたが、実は計算しなくてもわかります。図 3-4 のモニターには、（82）と表示されていますね。これが平均血圧です。現在、血圧の測定にあたって聴診法を使うことは皆無です。ほとんどが、オシロメトリック法という測り方を用いた自動血圧計で測っています。

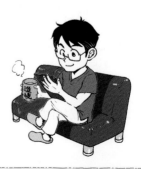

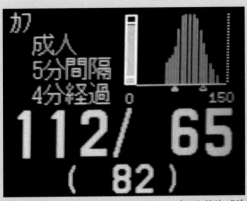

オシロメトリック法

図 3-4：NIBP は平均血圧を測定している

　オシロメトリック法は、血液が流れるときの血管壁の振動を感知することで血圧を測っています。聴診法に比べると非常に感度がよくて、**図 3-4** にもある通り、実際に振動が伝わっている部分はグラフで表されています。しかし、グラフが示した範囲が血圧の数値というわけではありません。グラフの範囲のなかでも、振動のふれが急激に大きくなるところを収縮期圧、急激に小さくなるところを拡張期圧としているのです。そして平均血圧は、最大振動が伝わってくるところとしています。

　NIBP 平均血圧は、どのメーカーの血圧計を使ってもほぼ同じ数値になります。しかし「急激に大きくなる」「急激に小さくなる」の捉え方がメーカーによって異なるため、収縮期圧と拡張期圧の数値が血圧計の種類によって異なることがあります。家庭で測るときはずっと同じメーカーのものを使うので気にならないのですが、健診に行ったときなどに、思いのほか高い血圧が出たりヘンな血圧が出たりして驚くことがありま

す。そんなときは、「隣の血圧計で測ってみてください」と言われると思います。そこにはたいてい、違うメーカーの血圧計が置いてあるはずです。このように、収縮期圧と拡張期圧は結構ばらつきがあります。でも平均血圧はそれほどばらつきません。

　皆さんも聴診法で血圧を測ったことがあると思います。最初は何も聞こえなくて、突然聞こえ始めて、だんだん大きくなって、だんだん小さくなりますよね。だんだん大きくなって、もっとも大きくなったところが平均血圧です（図3-5）。でもそんなのを気にしてコロトコフ音を聞いている人は誰もいません。「聴診法のときに平均血圧がわかる」という人は並外れた能力を持った人です。普通はわからないものです。けれども機械はわかります。機械はもっとも高い振動のところを感知してくれるので、自動測定の血圧計の平均血圧は、実測に基づく本当の数値です。

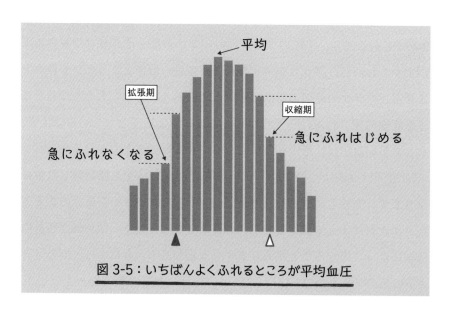

図 3-5：いちばんよくふれるところが平均血圧

◎ 体格に合ったサイズのマンシェットを使おう

　先ほど少しマンシェットの話をしましたが、マンシェットというのは幅が非常に大事で、直径の1.2倍から1.5倍がいいと言われています。「上腕の直径がこの範囲の人には、このマンシェットを」というふうに、マンシェットの中に対応ラインが書いてあるものもあります（**図3-6**）。腕の細い人に幅の広いマンシェットをつけると、血圧は低く出ます。逆にマンシェットの幅が腕よりも相対的に細いと、血圧は高く出ます。腕の太い人に細いマンシェットをつけると血圧は高く表示されるので要注意です。

		マンシェット幅 (cm)
成人		13
小児	0〜3ヶ月	3
	3ヶ月〜3歳	5
	3〜6歳	7
	6〜9歳	9
	9歳以上	12

（文献2より転載）

図3-6：マンシェットの幅（上腕用）

　逆に、小柄な人に普通の大人用の14cmのマンシェットをつけると、血圧が低く出ます。低すぎて、「もう少し血圧が下がったらショックレベル」という血圧になります。こういうときは、収縮期と拡張期の差を見ればいいです。マンシェットのサイズが不適切なときは、この2つの

数値が同じように上がったり下がったりします。つまり差は変わらないのです。2つの数値の差とはすなわち、脈圧ですね。小柄な人の例で言うと、血圧そのものはもう少しでショックレベルなのに、脈圧はショックレベルとは程遠い。ここで「おかしいな」と思って、マンシェットのサイズを見直すのです。すると、小柄な人に太いマンシェットを巻いていたことに気づくでしょう。小柄な人の血圧測定を行うときは、成人用ではなく少し小さいマンシェットを巻く必要があります。血圧が低めに出たり高めに出たりするときは、おかしいと思って、脈圧も見直すといいでしょう。

②平均血圧がどうして臓器血流なのか?

〇 平均血圧の計算式は「拡張期圧＋（収縮期圧−拡張期圧）×1/3」

平均血圧がどうして臓器血流なのかについて見ていきましょう。

図3-7 は、動脈ラインの圧曲線です。この曲線の内部は、心臓から出る血液の量を表しています。そして平均曲線とは、曲線内部の面積がちょうど半分になるところに引かれるラインです。つまり平均血圧が高ければ、心臓から1回の拍出でたくさんの血液が出ていることになります。逆に平均血圧が低ければ、血液があまり出ていっていないことになります。こういう考え方から、平均血圧は臓器血流を表しているわけです。

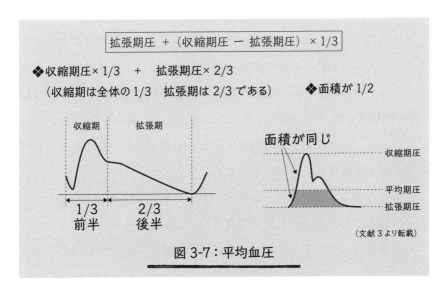

図 3-7：平均血圧

　平均血圧は「収縮期圧 × 1/3 ＋拡張期圧 × 2/3」という式で求められ
ます。この式がどうやってできているかを少し考えてみましょう。

　まず、それぞれの血圧に掛け合わせる 1/3 と 2/3 という数字は、1 心
拍に占める時間の割合を示しています。1 心拍のうち、収縮期圧が前半
の 1/3 の時間、拡張期圧が後半 2/3 の時間という意味なんです。**図 3-7-
左**の曲線を見たら確かにそれぐらいの比率になっていますよね。

　収縮期は、**図 3-7** の曲線が一番下がっているところの少し前から始ま
ります。心臓が収縮する前に、左心房と左心室の間にある僧帽弁という
弁が閉じます。僧帽弁は、左心室から左心房への血液の逆流を防ぐ働き
があります。僧帽弁が閉じて大動脈へ血液を送り出す準備ができたとこ
ろを、収縮期の始まりと定義しています。ですから収縮期の始まりは、
実際の左心室の収縮よりも少し前になるのです。

　収縮が始まると血圧がびゅっと上がります。収縮の終わりは大動脈弁
が閉じたところですね、これ以上心臓から血液が出ないようにします。

これが収縮期の終わり。そこから後ろの部分が拡張期です。

　拡張期はその名の通り、心臓が膨らんでいきます。何のためかというと、次の拍出に向けて心臓に血液をためるためです。不整脈では、血液がたまりきっていないのに収縮が始まります。だから不整脈のときには1回の拍出量が減ってしまう。これが2時間目にお話しした内容でした。したがって、拡張期が十分に確保できないのはよろしくありません。収縮期よりも拡張期が長いのはそのためです。

　このようなことから、もっとも高い数値の代表である収縮期圧に1/3をかけたものと、もっとも低い数値の代表である拡張期圧に2/3をかけたものとを合計すると、計算上は曲線内の面積を半分にすることになります。これが、「収縮期圧×1/3 ＋拡張期圧×2/3」という式の意味です。

　この式は、「拡張期圧＋（収縮期圧－拡張期圧）×1/3)」と同じ意味になります。数学の授業のようですが、式を展開していってみましょう。

　　　拡張期圧＋（収縮期圧－拡張期圧）× 1/3
　　　＝拡張期圧＋収縮期圧× 1/3 －拡張期圧× 1/3
　　　＝収縮期圧× 1/3 ＋拡張期圧× 2/3

　いかがでしょうか。同じ式になりましたね。私たちが教えられているのは「拡張期圧＋（収縮期圧－拡張期圧）×1/3」ですが、そのもとの式は「収縮期圧×1/3 ＋拡張期圧×2/3」だったんです。別にどちらを使ってもいいのですが、後者だと割り算を2回しなければいけませんね。それに比べて前者では、割り算は1回だけで済む。あとは足し算と引き算です。暗算にはそっちのほうが便利ですよね。そんな事情もあって、前者の式を教えていると思われます。

○ 臓器血流の血圧を語るときは、平均血圧を見る

　平均血圧は、例えば、脳血流の指標として使われます（図3-8）。脳血流は、収縮期圧でも拡張期圧でもなく、平均血圧に依存して変化します。平均血圧が60から160もしくは150の間は脳血流は保たれていますが、60を下回ると脳血流は急激に減ります。ですから臓器の血流に関しては、「血圧が低い」と言ったときは平均血圧を見ていないと話が通じなくなります。今は脳血流を例にしましたが、これは腎血流でも似たようなものです。

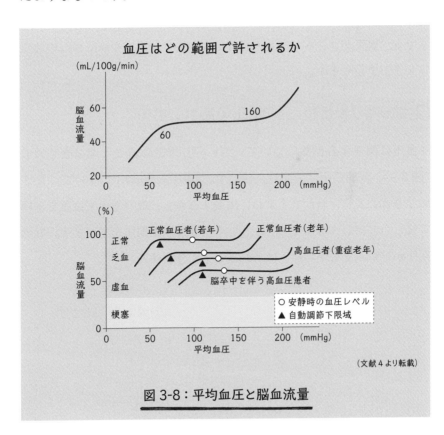

（文献4より転載）

図3-8：平均血圧と脳血流量

脳血流を下げないように麻酔をしようとすると、まずは平均血圧が60を切らないようにします。しかし、問題なのは高血圧の人です。普段から高血圧の人は、この曲線が全体的に右側にシフトしているので、下限がいくらかわかりません。そこで高血圧の人が手術を受ける際は、治療薬を飲んで徐々に血圧を下げて、正常に近いところまで持ってきておきます。それが「きちんと血圧がコントロールされている」という意味です。

　循環器内科の先生たちは、血圧のコントロールに注意を払ってくれています。急激に下げてしまうと臓器血流がやられてしまうので、徐々に慣らして、血流が悪くならないようなところに持ってきてくれているはずです。血圧がコントロールされていない人は、手術や麻酔の後の急変リスクが上がります。

⭕ ざっくりまとめ　～血圧のあれこれ～

　血圧に関係する言葉について、ざっくりまとめるとこんな感じです（図3-9）。収縮期圧は瞬間最大値です。「血圧を90以下に下げてください」などとよく言われますよね。出血するから、取りあえず血圧を下げてほしいと言われるんです。こういうときは収縮期圧を下げます。収縮期圧が下がっても平均血圧はそれほど下がりません。

平均血圧はあまり変わらない

収縮期圧　→　瞬間最大　→　「血圧下げて」はこれ

平均血圧　→　臓器血流　→　血圧管理の指標

拡張期圧　→　冠動脈血流
　　　　　　　　血管抵抗（血管内ボリューム不足）

図 3-9：血圧のざっくりまとめ

　なぜ収縮期圧が下がっても平均血圧がそれほど下がらないかというと、収縮期圧と拡張期圧の"影響"の大きさが違うからです。先ほどの**図3-7** でも、収縮期圧が占める割合は全体の 1/3 だったのに対して、拡張期圧は 2/3 でした。拡張期圧は収縮期圧に比べて 2 倍の影響力を持っています。

　平均血圧はといえば、臓器血流を示しています。ですからわれわれは、血圧管理の指標として平均血圧を使っています。

　拡張期圧が下がると困るのは、左冠動脈の血流です。左の冠動脈は拡張期圧に依存して動いており、拡張期圧が下がって冠動脈の血流が落ちてしまうと、血管内ボリュームが不足します。特に狭心症の患者さんにはしっかりとボリュームを入れて管理する必要があるため、拡張期圧の低下には要注意です。拡張期圧というのは血管内のボリュームに依存しています。血管抵抗にも依存するのですが、血管内のボリュームが不足していても拡張期圧は下がります。

③動脈圧とパルスオキシメータの脈波の形を見る

○ 三方活栓はゼロ点ではない！

　先ほどから「脈波を見なさい」とよく言いました。脈波にはいろいろなヒントが隠れているので、しっかりと見ることが大切です。

　脈波の話の前にまず、動脈ラインのゼロ点の話をしておきます。**図3-10** の右上にある写真はトランスデューサーです。トランスデューサーのどこがゼロ点かわかりますか？　大気開放をするための三方活栓がゼロ点でしょうか？　違います。三方活栓はゼロ点ではありません。ゼロ点はその下です。黒いポッチがありますね。そこがゼロ点です。この黒ポッチは、圧力を感知する部分です。ここを心臓の右心房の高さに合わせます。

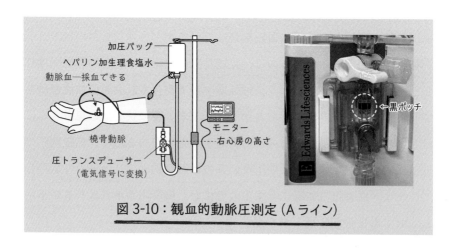

図 3-10：観血的動脈圧測定（A ライン）

　三方活栓の位置も黒ポッチの位置もたいして変わらないじゃないかと思う人もいるかもしれません。それは、このトランスデューサーがたまたまそうなだけで、三方活栓がずっと上のほうについているものもあります。三方活栓はあくまでも大気に開放する場所であって、ゼロ点ではありません。また、本当のゼロ点と三方活栓とが5cmほど離れていれば、中心静脈を測るとかなりの差が出ます。特に中心静脈を測るときは十分に注意してください。

◯ 動脈ラインとパルスオキシメータはシンクロする

　動脈ラインの波形を観察する意味は何でしょう？ 図3-11の上の波形は動脈ラインで、下はパルスオキシメータの波形です。基本的にこの2つは同じ形をしています。図3-11の波形は正常波形と考えられます。

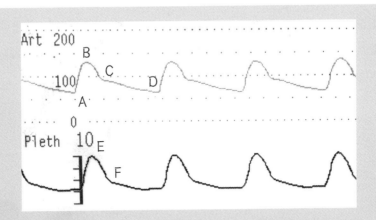

図3-11：動脈ラインとパルスオキシメータの波形は基本的には同じ形

動脈ラインの波形は、Aから始まってBに向かって上っていき、B
を頂点にして下り始めます。そして下りの傾斜はCからなだらかにな
ります。C点は大動脈弁が閉じたことを意味していて、そこからDに
向かうなだらかな下りは、動脈側の血管の中を、血液がすーっと末梢に
向かって流れていることを表しています。このC～Dのゆっくりとした
下りは、血管の中がある程度充満されているという意味なのです。仮に
血管の中が充満されていない状態だと、Cのポイントで傾斜の角度は変
わらず、Bからストンと下がってしまいます。

　パルスオキシメータの波形も一緒です。動脈ラインのC点は大動脈
弁閉鎖ノッチでそこから傾斜がなだらかになります。Fのポイントが
それですね。

◯「ジョーズの背びれ」波形は異常のサイン

　正常な波形と異常な波形を見比べてみましょう（**図3-12**）。③と④が
正常、①と②が異常です。それぞれ、上（①と③）は動脈ラインの波形、
下（②と④）はパルスオキシメータの波形です。

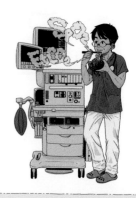

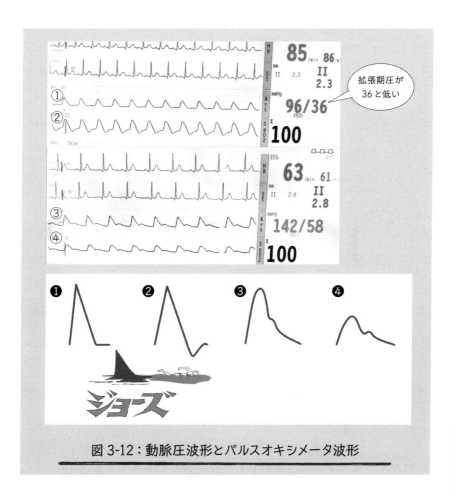

図 3-12：動脈圧波形とパルスオキシメータ波形

　大動脈弁閉鎖ノッチの有無がわかりますか？　異常な波形である①と②にはありませんね。そのため、下りのラインが途中で平坦（❶）になっています。②のパルスオキシメータの波形にいたっては、スコンともとよりも下がってから戻ってくるという波形になっています（❷）。これは血管内が満たされていないことを示しています。拡張期圧が非常に低い（36）ことからもそのことがわかります。

正常な動脈ラインの波形である③はどうでしょう？ ちゃんと大動脈弁閉鎖ノッチがあって、そこから先の下りのラインがなだらかになっています（❸）。④のパルスオキシメータも同じです（❹）。大動脈弁閉鎖ノッチがあって、なだらかになっています。こういう波形が正常です。そうではなく、①や②のような波形を見たら、血管内のボリュームが少ないか、血管が開きすぎていると考えるべきです。

　下りのラインの途中に大動脈弁閉鎖ノッチがないということは、心臓も空打ちをしています。普通、大動脈弁閉鎖ノッチは下りの途中で閉じます。それが、①②では下りきってから閉じているのです。なぜかというと、心臓の中に十分な血液がない、つまりぎゅっと送り出す血液がないので、下りのラインはストンと下まで下がってしまうのです。波形には現れませんが、下りのラインのさらに下に大動脈弁閉鎖ノッチが隠れているんです。

　というわけで、①や②のような波形を見たら、例えるなら「ジョーズの背びれ」のような波形を見たら、何かおかしいなと思わなければいけません。波形を見るとこのように気づけます。

　パルスオキシメータの波形をもう少し詳しく見ると、図3-13のような形になります。1つ山ができて下っていき、大動脈弁閉鎖ノッチのところで少しだけ上がることで2つ目の山ができ、そこからはなだらかに下っていきます。通常はこのような二相性波形になっています。

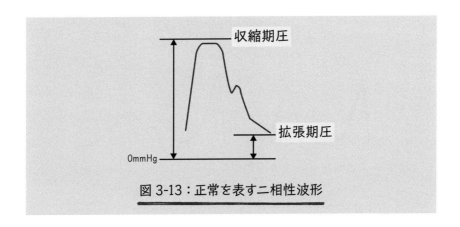

図 3-13：正常を表す二相性波形

○ 波の立ち上がりが悪い「なまったライン」は心収縮力の低下を表す

　パルスオキシメータの波形を図で見てみましょう（**図3-14**）。収縮が始まってから大動脈弁閉鎖ノッチまでの曲線で囲まれた部分、図で言えばピンク色の部分の面積が、一回拍出量を表しています。この部分が太っていれば太っているほどいいです。

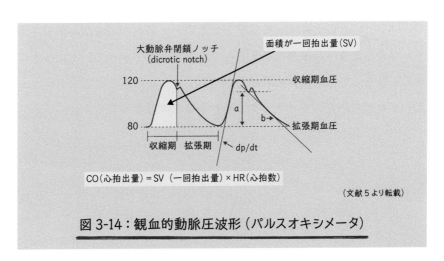

CO（心拍出量）＝SV（一回拍出量）×HR（心拍数）

（文献5より転載）

図 3-14：観血的動脈圧波形（パルスオキシメータ）

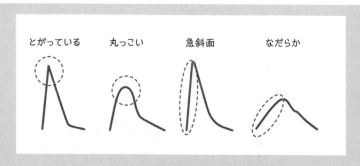

図 3-15 :「なまったライン」は要注意！

　波の頂上部分が**とがっている**と（**図 3-15**）、いくら圧があっても血液がないという意味です。ですから頂上部分は**丸っこい**ほうがいいです。

　下り部分では、途中に大動脈弁閉鎖ノッチが現れます。大動脈弁閉鎖ノッチから先は**なだらか**な、下りのラインになります。

　図 3-14 に「dp/dt」と示したラインがあります。収縮期の上りのラインの角度のことです。これはシュッと立っていれば立っているほどいいです。<u>シュッと立っている</u>ということは、心臓から血液がどーんと出ていけるということです。心収縮力が悪いと、これがだんだん寝てきます。なまったような波形に見えるんです。血圧が下がっていったときに見えるなまった波形は、心収縮力が落ちているということです。シュッとしてなくて上りのラインが少し緩やかなものは要注意です。

○ 動脈ラインの目的　〜最強の採血ルート〜

　動脈ラインの目的は、1つは血圧を連続的にモニタリングすることです（**図 3-16**）。そしてもう1つの目的は、動脈血を採血することです。実は、動脈ラインは最強の採血ルートです。

目的
- ❖血圧をモニタリングする
- ❖採血する（静脈ルートがあっても血液希釈がない）
　→最強の採血ルート

注意点
- ❖血栓を作らないようにルートを維持→　波形のなまりに注意 !!!
　（フラッシュデバイス、ヘパリン）
- ❖接続不良、事故抜去、出血の監視

図 3-16：動脈ラインの目的と注意点

　なぜ最強かというと、静脈が同側にあって輸液を投与していても、動脈から採血した血液は輸液では薄まっていないからです。考えてみたらわかるはずです。静脈に点滴をしています。静脈の点滴は、心臓に向かっていきます。そして心臓にたどり着き、体中に拡散されます。その先に動脈ラインがあるのです。つまり、動脈側の血液は点滴による影響をもっとも受けにくい、別の言い方をするなら、静脈から点滴が入っていても、もっとも薄まっていない血液が、動脈ラインで採血できる血液です。

　そのため、動脈ラインがあるということは、とにかくいつでも採血できるという安心感があります。

動脈ラインを確保する目的というのは、血圧が変動するから圧モニタリングだけでなく、採血をしたいから確保するのです。血糖を頻回に測りたいとか、血ガスを頻回に測りたいとか、ラクテートを頻回に測りたいとかです。

　特にICUでは、血圧をそれほど一生懸命見なくてもいい人でも動脈ラインを入れています。それは、頻回に採血があるからです。人工呼吸をしていると、血液ガス分析結果を見なければいけない状況がありますね。ちなみに、動脈ラインで採血をしている間は血圧が出ませんから、もたもたしているといつまでも血圧を表示してくれません。血圧の変動が大きい場合にもたもた採血していてはいけません。

◯ 動脈ラインの注意点

　動脈ラインを入れているときは、波形のなまりに注意が必要です。波形のなまりが起きたら、血栓ができている可能性があります。そういうときには、きちんとヘパリンを通してあげましょう。

　このほかには、接続不良や事故抜去、出血の監視に注意します。動脈ラインが大気に開放されていて大量出血を起こすリスクがあるので、一般病棟へ動脈ラインを持って帰ることはほとんどありません。手術室とICUしか動脈ラインが入った患者は見れないということになっているところが多いと思います。

ここまでお話しした内容を整理すると**図3-17**のようになります。

❖圧波形の高さ→収縮期圧
❖圧波形の（上昇）傾き→心筋収縮のよさ
　なまっていると血圧低下
❖圧波形の（下行）傾き
　→血管拡張、動脈の張り（ボリューム）
❖大動脈弁閉鎖ノッチに注目（ないと血圧低下）
❖圧波形の面積（ノッチまで）→心拍出量

<u>図3-17：観血的動脈圧波形のまとめ</u>

○ 動脈ラインはウソをつく!?
～マンシェットとの乖離に注意～

　動脈ラインには、「先細りとNIBPとの乖離」という問題点があります。NIBPというのはマンシェットを使った測定です。先細り波形という特有の波形が出ると、マンシェットを使った測定値と動脈ラインの数値は大きく離れてしまうという問題があるのです。

　図3-18を見てください。1回の拍出について、主に3つの山がありますね。このうちの1つ目が先細り波形です。動脈ラインでは悲しいことに、とにかく一番高いところを収縮期圧として表示します。でも、それは本当の収縮期圧ではありません。現在利用されている機械では、この問題を克服できたものはありません。本来はこういう波形は出ないことが理想なのですが、出てしまうのです。

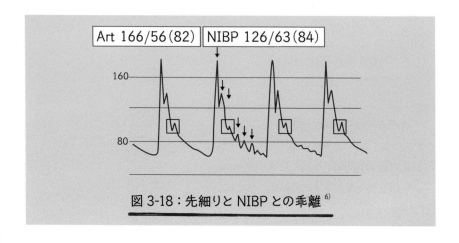

図 3-18：先細りと NIBP との乖離 [6]

　では、動脈ラインが表示する「ウソの収縮期圧」は何者なんでしょうか。これは、動脈が急に締まったときや、動脈が硬い人に出る波形で、「反射波」と呼ばれるものが正体です。急に心臓から血液がどーんと出ていったとき、それが血管に当たって反射してくる様子を捉えてしまっているんです。それがピーク値として表示されています。でも、本当の血圧は2つ目の山の部分です。なんだか、大動脈弁閉鎖ノッチに見えますね。この場合、大動脈弁閉鎖ノッチはさらに後ろの3つ目の山です。四角で囲った部分ですね。こういう紛らわしさが動脈圧波形にはつきものです。

　図 3-18 では、動脈ラインで測ると収縮期圧が 166 で、マンシェットで測ると収縮期圧は 126 でした。80 と 160 の目盛りの間の線が 120 のラインですから、確かに2つ目の山は 120 の少し上にきていますね。マンシェットが示した 126 が本当の収縮期圧だと言えそうです。拡張期圧は動脈ラインが 56 でマンシェットが 63。そんなに違わないですね。平

均血圧は、動脈ラインが 82 でマンシェットが 84、あまり違わないです。動脈ラインは平均血圧と拡張期圧を読んでいる分にはいいですが、収縮期圧を読むと先細り波形では高く出るので注意が必要です。

　図 3-19 は、動脈ラインとマンシェットの 2 つで測った数値を両方とも表示しているモニターです。①の波形とその横の数値が動脈ラインで測ったもので、モニター下部の②の数値がマンシェットで測ったものです。先ほどの説明と同じく、収縮期圧が大きく異なりますね。ここでは 40 ほど違います。拡張期圧は 10 も違わないです。平均血圧の差も 10 程度。収縮期圧は、これだけ違うとさすがに困りますね。

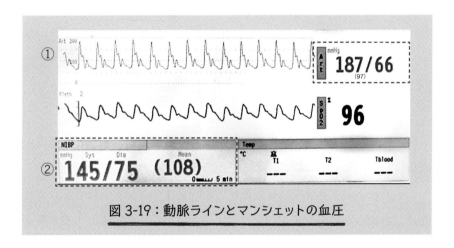

図 3-19：動脈ラインとマンシェットの血圧

　図 3-20 は、動脈ラインによる測定とマンシェットによる測定が麻酔記録上に表現されたものです。上のグラフが動脈ラインによる測定、下のグラフがマンシェットによる測定です。それぞれのグラフに、拡張期圧と収縮期圧が示されています。

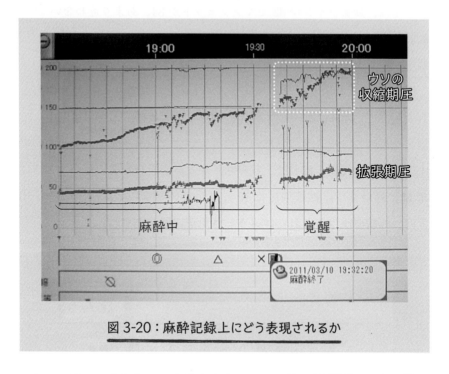

図 3-20：麻酔記録上にどう表現されるか

　2つのグラフはともに、麻酔がかかっている間は拡張期圧と収縮期圧の数値が近いです。そして、血圧が上がってきて、麻酔から覚醒しても、マンシェットのグラフでは拡張期圧と収縮期圧の差はそれほど広がりません。ところが動脈ラインのグラフでは、収縮期圧がどんどん高くなって、拡張期圧との差が広がっていくのです。これが、動脈ラインで測定した「ウソの収縮期圧」です。だからこの患者さんを病棟に戻すとき、動脈ラインで測定した数値を申し送ったらダメです。そんなことをしたら、病棟では「あら、血圧が下がったのかしら？」と思われてしまいます。病棟ではマンシェットだけしか測定しませんからね。このケースでは、血圧が下がったのではなくて、もともと高くなかったんです。申し送られた血圧（動脈ラインの数値）がウソだったんです。

○ 信用できる血圧はマンシェットの測定値！

　もう一度、**図 3-19** を見てみましょう。術中にこんな波形を見ることがあると思います。これを見ると必ずみんな、動脈ラインのほうを信用してしまいます。動脈ラインは持続的に測れているから、信用しちゃうんですかね。でも、ゼロ点だって、もしかしたら違っているかもしれないんですよ。だから動脈ラインが示している値を絶対的に信用するのではなく NIBP、つまりマンシェットの値も見てください。血圧が急激に上がったりしたときには、動脈ラインが出した数値をそのまま見るのではなくて、必ずマンシェットで測る癖をつけてください。

　動脈ラインの波形を見た研修医が、「先生、血圧高いんですけど」と言ってくれることがよくあるんです。すると術者も同じ波形を見て私に対して、「先生、血圧を 120 ぐらいに下げてください」と言ってきます。私としては、「いや、下げていますよ」って気持ちになりますよね。だってマンシェットで測ると 120 ですから。そこで、特に何もしないのですが「これはどうですか？」と言ってみます。すると、「それでいいです」と言われます。

　どうも人間は、連続的に測っていると正しいと思ってしまうようです。だから動脈ラインの測定値を信じてしまいます。しかし、信じるべきはマンシェットの数値です。両者が乖離しているときには、マンシェットも頻回に測ることが大切です。「私たちは動脈ラインの測定値（特に収縮期圧）にだまされることがある」ということを覚えておいてください。

◯ ビーチチェアでは、頭部の血圧は測定値よりも低いと思え！

　側臥位のときはマンシェットがゼロ点に一致しないため、数値が高くなったり低くなったりするという話をしました。これと関連するのが、この15年ぐらいで使われることが増えてきた「ビーチチェア」です（図3-21）。これは要注意です。どうしてかというと、ビーチチェアを使った手術によって脳梗塞の発症が報告されているのです。

❖ビーチチェア
　❖血圧は下がる→なぜ
　❖何が問題か
　❖何を目標に管理するのか

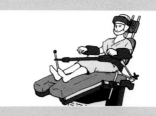

図 3-21：ビーチチェアにご注意

　麻酔をかけると、自分で血管を締められなくなります。それによる危険性を察知するために、血圧を測っているのです。そして、全身の血圧を正しく把握するために、ゼロ点が重要なのでした。側臥位でマンシェットより上だとか下だとかいうことが問題になるのも、このためです。ところがビーチチェアはどうでしょう。体を起こしていますから、肩や頭はマンシェットより上にあります。つまり、それらの部分の血圧は保証されないのです。はっきりしているのは、マンシェットが測定した数値よりも低いということです。平均血圧も当然低い数値になります。例えばマンシェットが90/50mmHgという血圧を示せば、頭部はもっと

3時間目　循環モニターから読みとる異変・急変サイン

低いはずです。平均血圧は60を切っているかもしれません。ビーチチェアでは、頭部の血圧はマンシェットが示している血圧より低いということを認識していないと危険です。肩の手術などでこの体位をとります。

　この手術をする人はたいてい、50代後半とか60代、70代です。これぐらいの年齢になると、必ず動脈硬化があります。動脈硬化を持った患者さんでは、動脈ラインを見ると血圧は高い数値が示されます。

　アメリカではビーチチェアを用いた手術で脳梗塞がたくさん報告されたため、アメリカ麻酔学会が15年ほど前からずっと注意喚起を行っています。

　ビーチチェアを使って手術をする際は、マンシェットが測定している血圧が、頭の血圧ではないということに注意しなければいけません。仰臥位では頭の血圧とマンシェットが測定している血圧にそんなに差はありません。仰臥位では、マンシェットを巻いている上腕と頭はほぼ同じ高さにあります。だから血圧も変わりません。ビーチチェア体位ではマンシェットの位置と頭部の血圧は異なるということを覚えておいてください。

◯ 乳腺の手術では足首で血圧を測定。ただし数値は高めに出る

　乳腺の手術についてもお話ししておきたいと思います。乳腺の手術は、血圧を手で測れません。じゃあどうするかというと、足首で測ります。よく、大腿にマンシェットを巻いている施設があります。あれはとても痛いです。大腿ではなく足首で測ります。足首の太さは腕と同じぐらいだから、マンシェットを巻くのにちょうどいいんです。

　しかし、足首で測った血圧は、腕で測ったときより高くなります。なぜかというと、心臓から離れれば離れるほど血管は細くなり血管抵抗が

高くなるためです。通常は足首で測った数値は腕よりも 10〜20 高くなります。ですから数値を見て「高いかも？」と思っても、通常の腕で測る数値で言えばもう少し低くなるので大丈夫です。そういったことも知っておく必要があります。

④脈波形の呼吸性変動

◯ 血管内容量が不足すると波形は「ゆらぐ」

　ここからは血管内容量について考えていきます。昔から麻酔科医のあいだでは、脈波形の呼吸性変動というものが知られていました。人工呼吸に合わせて動脈圧波形やパルスオキシメータ波形が「ゆらぐ」現象です。図 3-22 で言えば一番下の①のラインが動脈圧波形で、下から 2 つ目の②のラインがパルスオキシメータ波形です。どちらも波が高くなったり低くなったりしていることがわかると思います。

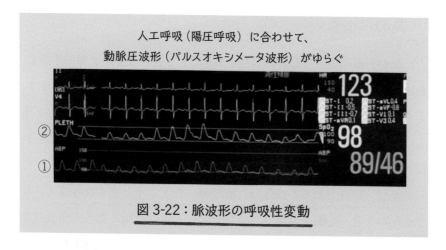

図 3-22：脈波形の呼吸性変動

この「ゆらぎ」は、血管内容量が少ないときに起こります。血管内に十分な量の輸液が満たされていないことを示しているのです。

○ 静脈が気道内圧の変化の影響を受け、心臓へ戻る血液量を変化させている

大前提として、この呼吸性変動は一定の人工呼吸中にのみ役立ちます。手術が終わって自発呼吸になってからの呼吸性変動は呼吸の様式が違うので使えません。

普段の自発呼吸では、息を吸う吸気のとき、胸腔内は陰圧になります。陰圧となって外から肺を膨らませています。対する人工呼吸では、吸気のときは陽圧です。

肺が陽圧により膨らむとどうなるでしょう？ 肺が陽圧で膨らむことで胸腔内でもっとも影響を受けるのは、静脈系です。静脈圧は低圧系です。CVP（中心静脈圧）でも 4～8mmHg ぐらいです。ところが図 3-23 の気道内圧を見てみると、吸気のときには 15 mmHg を超えています。したがって、静脈は陽圧に負けてつぶされてしまいます。呼気のときは気道内圧が下がりますから、つぶれていた静脈は開放されます。

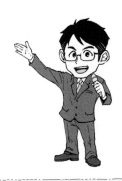

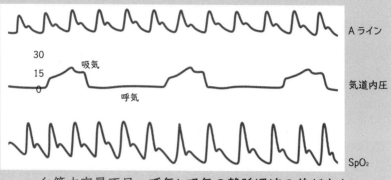

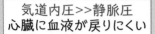

| 気道内圧>>静脈圧 心臓に血液が戻りにくい | 気道内圧<静脈圧 心臓に血液が戻りやすい |

血管内容量不足　呼気と吸気の静脈還流の差が大きい

図3-23：気道内圧が上がると静脈は閉塞する

　息を吸うと静脈がつぶれ、息を吐くと静脈は開放されます。そもそも
ですが、静脈は血液が心臓に戻るための血管です。これらのことから言
えるのは、息を吸ったときには心臓に血液が戻らず、息を吐いたときに
は心臓に血液が戻るということです。

　動脈圧波形の波の面積が、1回の拍出量を表しているという話はすで
にしました。動脈圧ラインの波が小さくなるということは、拍出量が少
なくなったことを示しています。このことを踏まえて動脈圧ラインのゆ
らぎと気道内圧のラインを見比べてみましょう。気道内圧が上がる吸気
のときは動脈圧ラインの波は高く、気道内圧が低い呼気のときに動脈内
圧の波が低くなっています。ここに、先ほどの「吸気のときは静脈がつ
ぶれて心臓に血液が戻らない」「呼気のときには静脈が開放されて心臓
に血液が戻る」という話を組み合わせると、「吸気のときに心臓に血液

3時間目 循環モニターから読みとる異変・急変サイン

が戻れなかった影響が、少し遅れて呼気のときの少ない拍出量として現れる」のです。また、「呼気のときに静脈が開放されて血液が心臓に戻れた様子が、吸気のときの拍出量の増加となって現れる」のです。この2つが繰り返されていくのが、陽圧人工呼吸中の呼吸性変動です。

○ 血管内容量が不足した静脈ほど、気道内圧の変化の影響を受けやすい

さてここで、なぜ静脈は気道内圧によってつぶされるのかを考えます。先ほどお話ししたとおり、静脈系の CVP は低いので、気道内圧が高くなるとつぶされてしまいます。しかしこれは程度の問題でもあります。CVP が非常に低いときはあっさりとつぶされてしまいますし、ある程度の高さが保たれているときはそれなりに持ちこたえることができます。

では、どんなときに CVP が低くなるかというと、静脈の中が十分に満たされていないときです。つまり血管内容量が少ないときですね。そういうときは、人工呼吸で陽圧がかかると、たやすく静脈がつぶされます。そして、はっきりとした呼吸性変動が現れます。逆に、血管内容量が保たれていれば静脈はつぶれずに持ちこたえてくれるため、それほど大きな呼吸性変動は現れません。静脈の中に十分に血液が満たされているとき、すなわちしっかりと輸液がなされているときは、あまり明確な呼吸性変動は現れません。ゆらぎが大きくなればなるほど、静脈内の容量が不足しているということを表しているのです。

○ SVV が 15％以上のときは血管内容量に問題あり

「ゆらぎの大きさ」を数値で表したものが、このエドワーズライフサイエンス社 ™ のビジレオ ™ です（図3-24）。ビジレオ ™ が示す数値の

中で、SVV（Stroke Volume Variation）が15％以上になると、血管内
の容量不足があると考えます。ストロークボリュームというのは、一回
拍出量のことです。一回拍出量は、動脈圧ラインの面積のことでしたね。
その面積の大きいところと小さいところの差が15％を超えると、「問題
あり」と考えます。**図3-24**では44％となっていますから、かなり差が
あります。SVVが小さければ小さいほど、血管内の容量は満たされて
いるということです。

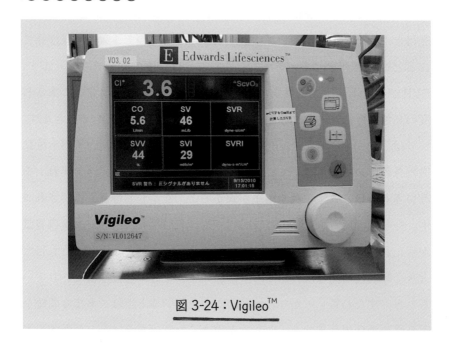

図 3-24：Vigileo™

○ 循環血液量の減少を示すさまざまな指標

血管内容量の不足を知るための指標は、いろいろなものがあります
（**図3-25**）。エドワーズのSVV（一回拍出量変化）のほかに、PPV（脈
圧変動）やSPV（収縮期血圧変動）という指標を用いているメーカー

もあります。いずれの指標も、循環血液量の減少と関係しているという点が共通しています。

SPV　　Systolic Pressure Variation　（収縮期血圧変動）

PPV　　Pulse Pressure Variation　（脈圧変動）

SVV　　Stroke Volume Variation　（一回拍出量変化）

　　　　※各変動は循環血液量の減少と相関がある。

図 3-25：循環血液量の減少を示すさまざまな指標

　図 3-26 は、それぞれの指標がどこを見て導き出されているかを示しています。SVV は、灰色に薄く塗られた SVmin と赤色に塗られた SVmax の差から導いています。これは、拍出量の最小と最大の差という意味ですね。PPV は、脈圧の高さの差から計算しています。図 3-26 の中の PPmin と PPmax という 2 つの数値の差をパーセントで表しています。SPV は、動脈圧の頂点の差を示しています。もっとも高い頂点である SPmax と、もっとも低い頂点である SPmin の差から求めています。

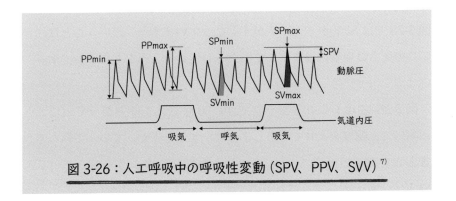

図 3-26：人工呼吸中の呼吸性変動（SPV、PPV、SVV）[7]

単位は、SPV だけが「mmHg」です。残りの 2 つは「%」です。指標によって違いはありますが、数字が 10 から 15 以上になれば変動が大きいとみなし、血管内容量を補うために輸液をすべきだと考えます。術中は、この数値があまり上がってこないほうがいいということです（図3-27）。

		単位
SPV	10mmHg 以上	mmHg
PPV	12 ～ 15% 以上	%
SVV	10 ～13% 以上	%

図 3-27：前負荷の指標（輸液をするかどうか？）

○ 血管内容量を監視するさまざまな指標

SVV などを含むさまざまな動的指標はまとめて APCO（Arterial Pressure-based Cardiac Output）と呼ばれています。動脈ラインから SVV などを自動的に計算し、血管内容量不足を見分けてくれるのです。図 3-28 では SPV が 5、PPV が 4 となっていますね。ということは、一応このときは血管内はまずまず満たされているとみなしてよいです。

図 3-28- 左はトレンドグラフです。30 ぐらいまで上がっていたことがあって、輸液を入れて対応しました。すると下がっていって落ち着きました。動脈ラインを入れていることで、このような SPV や PPV、SVV などがわかるようになるのです。

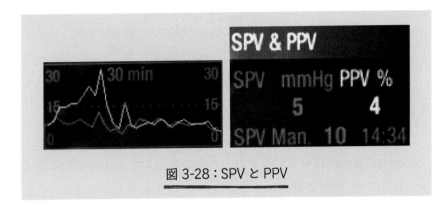

図 3-28：SPV と PPV

　同じような機能を持った別の機械として、フクダ電子の PlusioFlex
も使用しています（**図 3-29**）。これも SVV を表示します。このモニタ
ーに表示されている SVV は 6 なので血管内容量が少なすぎる問題はあ
りませんね。

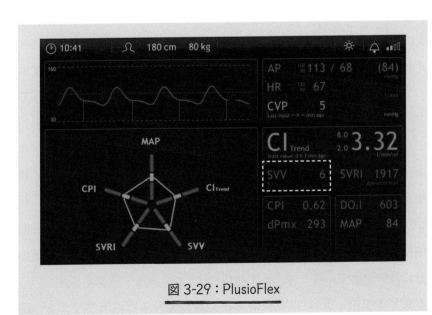

図 3-29：PlusioFlex

フクダ電子の PlusioFlex は、いつも使用している通常の動脈ライン
のデータを"横取り"する仕組みになっています。通常の動脈ラインを
入れている場合に、SVV をモニタリングしたいと思ったら、ProAQT
（プロアクト）という専用のモジュールを途中に接続することで SVV
を表示してくれる仕組みになっています。

　ProAQT は心拍出量を計算することができるんです。SVV がわかる
ということは、SV もわかりますよね。SV は一回拍出量です。ここに
心拍数をかけ算すれば、1 分間あたりの心拍出量を計算することができ
ます。

　皆さんが「心拍出量が下がっています」と言うときの「心拍出量」は、
1 分あたりにどれだけの血液が心臓から出るかを示す数字ですよね。そ
れが CO（Cardiac Output）ですが、心係数（Cardiac Index；CI）も
よく使います（図 3-29）。

　CI というのは、患者さんの体の大きさに左右されることなく、より
正しく比較するための指標です。CI は、CO を体表面積で割り算して求
めます。体表面積はだいたい大人では 2 前後なので、CI の数値は CO
の半分ぐらいの値になります。

　心拍出量が同じでも、体の大きさによって意味は変わってきます。体
が小さい人にとってはその量で十分であっても、大きい人であれば心機
能が保たれないこともあるからです。そういった違いに左右されず、わ
かりやすく比較できる指標として用いられるようになったのが、体表面
積補正をした CI です。図 3-29 では CI が 3.32 となっていますから、十
分に数値が出ていると言えます。

　SPV や PPV、SVV の数値が大きくなってくると、当然ですが、CI

は下がってきます。人工呼吸によってSPVなどが十分に出ない時期があるので、CIが下がってくるのです。そういうときには輸液を入れることを考えなければいけません。

◯ 動脈波形呼吸性変動は心臓に異常がない人で活用できる指標

図3-30は前負荷、つまり輸液と一回拍出量の関係を示したPPVのグラフです。SVVも同じようなグラフになります。輸液をしてあげると心拍出量が増えます。①のところでは少し輸液を入れれば（前負荷を増やせば）心拍出量が増えます。

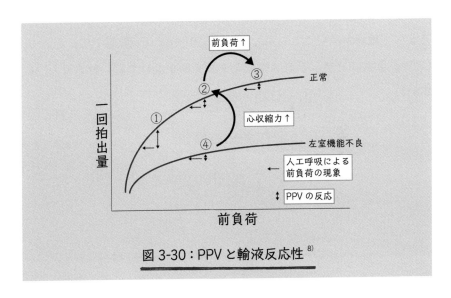

図 3-30：PPV と輸液反応性 [8]

輸液の反応は①のあたりではいいのですが、③のあたりでは少し輸液をしても心拍出量があまり増えません。横軸が輸液の量なのですが、十分に輸液の量が満たされてくると、少し輸液をしても一回拍出量は増え

ないのです。ということはSVVとPPVは、血管内容量が少ないとき
に役に立つ指標です。

　左室機能が不良の心不全の人に対して輸液を入れると、えらいことに
なります。一回拍出量は、まったく増えていませんね（④）、輸液をど
んどん入れると心臓がパンパンになるだけです。したがって、SVVや
PPVというのは心不全の人に使う指標ではなくて、少し血管内容量が
少ないときの、元気な人に使う指標だと考えておいてください。

◯ 心不全の人にはCVPを指標として活用する

　では心不全の人にはどういう指標を使うかというと、CVPのほうが
よいです。心不全の人は、少し輸液をするとCVPはぴゅっと上がって
きます。輸液が多いことに対しては、CVPのほうが敏感です。そこで、
CVPが急激に上がる手前で輸液をやめておかなければいけません（**図
3-31**）。

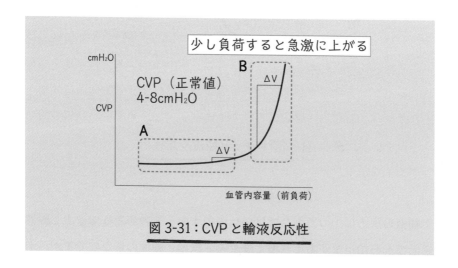

図3-31：CVPと輸液反応性

CVPでいうと、先ほどのSVVやPPVが役に立つのは**A**のあたりです（**図3-31**）。このあたりでしたら、CVPは低く、輸液をある程度しても CVP は上がらず、それでいてなんとなく血圧とか脈拍が安定してきます。そこをすぎて**B**のような、少し負荷するだけで急激に上がるところでは CVP を指標とします。

○ CVPと動脈波形呼吸性変動の使い分け

動脈ラインとCVPとの両方を入れているときには、心機能の悪い人についてはCVPをしっかり見ましょう。輸液の入れすぎでCVPが上がってこないように注意です。心機能のいい人は輸液をある程度入れてもいいので、動脈波形呼吸性変動のほうに注意してよいです。SVVが1未満のように変化しなくなれば輸液は絞ってよいでしょう。

心機能の悪い人に輸液負荷するときはどうするかというと、**図3-30-④**のあたりでカテコラミンのイノバン®、ドブタミンのドブトレックス®などを使って心臓の収縮力を上げておいてから輸液を入れます。心機能が正常の人はただ輸液を入れるだけで心臓から出る血液の量を増やすことができるのですが、心機能が悪い人は二重、三重の対応が必要になります。中心静脈を確保して、CVPも測り、SVVなどの指標も見て、それがダメなら、きちんとカテコラミンを使ってあげなければいけないということになります。

◯ 数値を妄信しない！ 〜動的指標の制約と限界〜

輸液の指標として非常に便利な APCO ですが、限界もあります（**図3-32**）。例えば低心機能では評価することはできません。輸液が多すぎなのも評価できません。数値が変化するときはいいけれど、数値が変化しなくなったら、もういじってはダメです。右心不全だと過大評価してしまいます。心機能が悪い人や心不全の人に対して、APCO を妄信してはいけません。

動的指標の制約項目	限界
一回換気量 <8mL/kg	過小評価
心拍数 / 呼吸数 <3.6	過小評価
開胸時使用	過小評価
不整脈	不正確
自発呼吸の出現	不正確
胸腔内圧上昇 (PEEP など)	過大評価
右心不全	過大評価
低心機能	評価不能
輸液過多	評価不能

図 3-32：動的指標の制約と限界[9, 10]

また、PEEP などで胸腔内圧が上昇している場合はダメです。不整脈が出ていたら、1 拍ごとに脈の大きさが変化するので、正確に数値を出せないので使えません。それから、開胸時は過小評価をするのでダメです。1 回換気量が少ないときも過小評価をします。一回換気量は 8mL/kg 以上が必要です。自発呼吸が出たときも使えません。

3 時間目　循環モニターから読みとる異変・急変サイン

⑤血圧と脈拍の"連動4パターン"を知る

血圧と脈拍は連動しています。連動の仕方には4パターンあります。

◯ パターン①　～血圧が上昇、心拍数も上昇～

麻酔をかけて、心拍数が上がりながら血圧が上がったときには「痛いんじゃないかな。麻酔が浅いよ」とみんなよく言います（図3-33）。それは間違いではありませんが、ほかには、CO_2 がたまったり、アシドーシスになったりしても同じことが起こります。交感神経が刺激されていることを表わしているのです。ですから、血圧も心拍数も上がったときは、痛みだけではなくて全身状態が少し悪くなっているのかもしれません。よくあるのは片肺換気です。分離肺換気で低酸素になると、血圧と心拍数が両方とも上がります。こういったときも、決して痛いわけではないと思います。

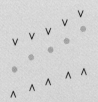

| 交感神経刺激 | 浅麻酔（痛み） 高 CO_2 の初期 低 O_2 の初期 アシドーシス |

図 3-33：血圧↑　心拍数↑

○ パターン② ～血圧が上昇するが心拍数は低下～

ネオシネジン®という血管収縮薬を投与したときによく起きます（図3-34）。術中にネオシネジンを投与すると、血圧が上がっていきますが、このとき心拍数が下がってくる現象が観察されます。ネオシネジン®投与以外で、自然現象でこれが起きていたとすると、そのときは脳圧の上昇を考えなければいけません。脳がぱんぱんに腫れているような人で、こういうことが起こってきたら危険です。

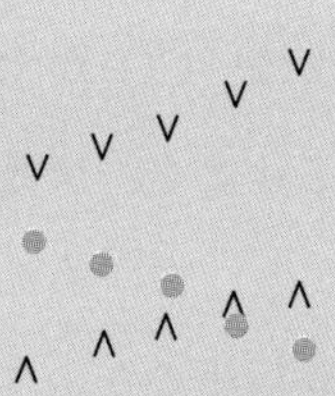

血管収縮薬
脳圧↑※

※意識障害を伴う

図 3-34：血圧↑　心拍数↓

○ パターン③　～血圧が低下し、心拍数も低下～

　これがもっとも怖いパターンです。急激に心拍数が下がっていって、なおかつ、血圧も出なくなる。原因として考えられるのは、2時間目のお話に登場した房室ブロックによる心臓の伝導障害です（**図 3-35**）。ここには「薬剤性を含む」と書いていますが、薬でも徐脈になりすぎて血圧が出なくなるのも怖いです。βブロッカーを使いすぎたり、カルシウムブロッカーや、ジギタリス、ワゴスチグミン®などを使っていると、こんなことになって、心臓が止まりかけることがあります。

　麻酔が深すぎても同じようなことが起きます。迷走神経反射でも起きます。それから、高度な低酸素血症も危険です。低酸素血症がどんどん進んで、酸素飽和度が 60、50、40 とだんだん下がって、心臓がストンと止まります。

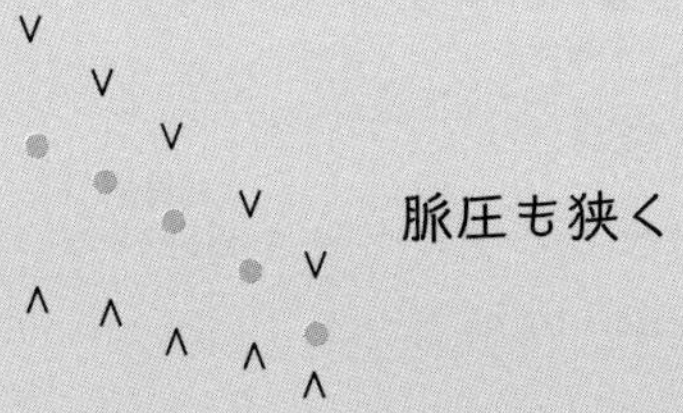

脈圧も狭く

| 副交感神経刺激 心臓伝導障害 | 迷走神経反射　心臓伝導障害（薬剤性※を含む）
深麻酔　　　　　神経原性ショック（脊損、脳幹損傷）
高度低O₂ |

※徐脈になる薬剤
βブロッカー（オノアクト®）、カルシウムブロッカー（ワソラン®、ヘルベッサー®）、ジギタリス、ワゴスチグミン®

図 3-35：血圧↓　心拍数↓

○ パターン④　〜血圧が低下、心拍数は上昇〜

　麻酔中にこのパターンが起こったら、基本的にすべてショックですね。（**図3-36**）。脈がどんどん速くなって血圧が出ないのはショックのパターンです。通常、麻酔薬を投与して、その効果が現れてもこんなことにはなりません。あとは、大動脈弁狭窄症で頻拍になってしまうとこんなことになるケースはあります。これも危険です。

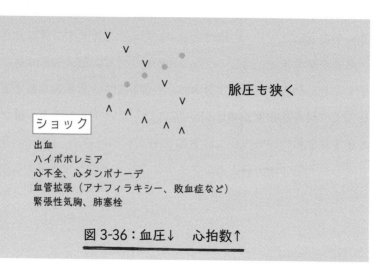

脈圧も狭く

ショック

出血
ハイポボレミア
心不全、心タンポナーデ
血管拡張（アナフィラキシー、敗血症など）
緊張性気胸、肺塞栓

図 3-36：血圧↓　心拍数↑

○ 死の十字架

「トーテンクロイツ」、日本語では「死の十字架」と呼ばれている現象です（**図3-37**）。自然現象では死ぬ前に、体温や血圧が下降するいっぽうで脈拍数が増加することがあります。その様子をグラフで表すと、血圧と心拍数が交差します。この交差に、「死の十字架」という名前がついています。

死の直前に体温や血圧が下降するが脈拍数は増加
グラフで両者が交差

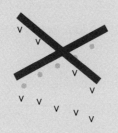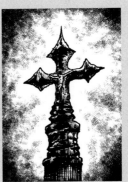

図 3-37：トーテンクロイツ：死の十字架（死兆交差）

○ 知っておこう！ 医療系チャートでの血圧と脈拍数の書き方

　ここで「グラフ」について少し説明しておきましょう。医療系のチャートでは、血圧と脈拍数とは同じスケールで書きます。もちろん、両者の単位は違います。例えば血圧が100mmHgで心拍数が100bpmの場合、どちらも同じ100のところにプロットします。これが「同じスケールで書く」という意味です。ここまでに見てもらった4つのパターンのグラフも、そういう書き方をしてあります。そして死の十字架ですが、下がっていく収縮期血圧を、上がっていく心拍数が追い越してしまうという現象なのです。この交差するラインが十字架に見立てられたのです。普通は追い越さないはずのラインを追い越してしまう。それが死の十字架です。

　死の十字架になったときは、収縮期圧と拡張期圧の差、つまり脈圧が小さくなっていますね。これは、心臓が送り出している血液が減っている証拠です。心拍出量低下のときには、血圧低下だけでなく脈圧の減少に注目する必要があります。

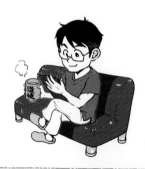

ショック！　心拍数が収縮期圧を追い越した!!

　最近はこの心拍数が血圧を追い越す現象を、ショック指数（SI）とい
い、数値でショックの程度を表します（図3-38）。ショック指数は、心
拍数を収縮期血圧で割り算します。ということは、心拍数が収縮期圧を
追い越すとショック指数は1より大きくなります。

$$SI = \frac{心拍数}{収縮期血圧}$$

ショック指数	循環血液量の減少
0.5	なし
1.0	23 %
1.5	33 %
2.0	43 %

図3-38：ショック指数（SI）

　例えば心拍数が60で収縮期圧が120のとき、60 ÷ 120 = 0.5ですか
ら指数は0.5となりショックではありません。ショックになると指数が
1を超えます。心拍数が90で収縮期圧が90であれば1.0、心拍数が90
で収縮期圧が60であれば1.5、心拍数が120で収縮期圧が60しかない
と2.0となります。この指数では、数値が大きければ大きいほど、ショ
ックの度合いは強いという意味になります。出血性ショックの場合は、
大量出血していて、出血量はそれに比例して増加していることを表して
います。

⑥血圧と脈拍の位置関係 〜医療記録を見るポイント〜

○ 心拍数のラインは 2 本の血圧（収縮期と拡張期）の ラインの間が定位置

　ショック係数の計算式を知っていると、医療記録も読み解きやすくなります。

　どの医療機関でも、基本的に医療記録はこれと同じようになっていると思います（**図 3-39**）。どういうことかというと、心拍数と血圧が同じスケールで書かれているのです。

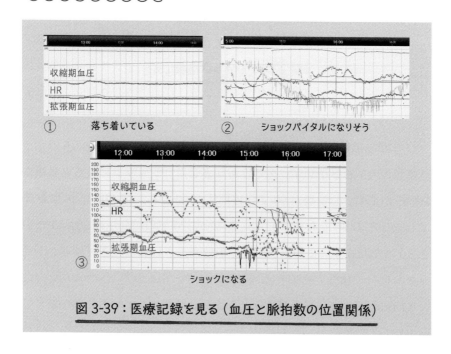

① 落ち着いている　　　② ショックバイタルになりそう

③

ショックになる

図 3-39：医療記録を見る（血圧と脈拍数の位置関係）

126

　それはそうと、医療記録の見方です。心拍数と血圧が同じスケールで書かれているので、3本の線が登場します。拡張期圧、収縮期圧、心拍数（HR）の3本です。落ち着いているときは、HRは拡張期圧と同じような位置にあり、1本の線のように見えます（①）。危なくなると、HRは拡張期圧から離れ、収縮期圧と追い越したり追い抜かれたりを始めます。これは危険な状態で、ショックバイタルになりそうです。

　③は完全にショックバイタルです。最初のうちは落ち着いていてHRと拡張期圧がほとんど同じところにあったのに、途中から収縮期圧が下がってきて、逆にHRは上がっていって収縮期圧を追い越してしまいます。HRが収縮期圧を追い越すというのは、先ほどのショック指数で言えば、1を上回ることを意味します。このグラフでは、ひどいところでは指数が2ぐらいになっていそうです。グラフの最後のほうでは、再びHRが収縮期圧より下になりました。指数で言えば1を下回ったことになります。ここでようやく出血が止まって落ち着いたのでしょう。このように、通常はHRは収縮期圧と拡張期圧の間にいます。この位置関係が変化すると危険です。

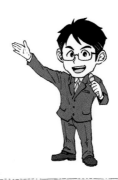

○３本のラインの位置関係から容態を判断できる

　図3-40は術後の記録です。●マークが心拍数を、∨と∧マークが収縮期圧と拡張期圧を示しています。術後数日は心拍数が高くて収縮期圧を上回っていますね。それが輸血などのおかげで落ち着いてきて、心拍数（●マーク）が２つの血圧のライン（∨と∧マーク）の間に入りました。これが落ち着いている状態のグラフです。このグラフを見たら、「だんだん落ち着いてきたな」ということがわかるはずです。逆に、このグラフとは違って心拍数のラインが収縮期圧のラインを追い越してしまうと、「この人は危険だ」とわかるはずです。医療記録からは、こういった判断ができます。なぜ、心拍数と血圧は同じスケールで書かれていないとダメかということがおわかりいただけたのではないでしょうか。

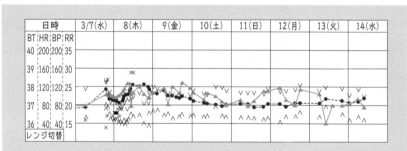

図 3-40：とある術後の記録

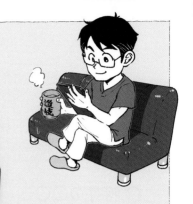

呼吸モニターは呼吸だけでなく循環と代謝もわかる

～パルスオキシメータ、カプノメータ、気道内圧換気量モニター～

①呼吸は、実は吐くことが大事

○ 阿吽の○○

「阿吽の○○」（**図 4-1**）といえば、ここに入るのは「呼吸」です。「阿吽（あうん）の呼吸」という言葉は、「阿」と「吽」が呼吸を表しているといわれています。では、どちらが呼気でどちらが吸気でしょうか。左の像は口を開けていて、右の像は口を閉じています。胸の形も見てもらったらいいのですが、**図 4-2** も左は口を開けていて、右は口を閉じています。どちらが「阿」で、どちらが「吽」でしょうか。

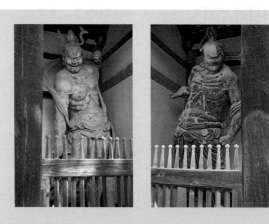

図 4-1：阿吽の○○ / 法隆寺中門

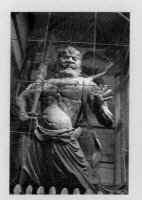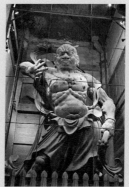

図 4-2：阿吽の○○ / 東大寺南大門

　大宰府天満宮のこま犬もそうです（**図4-3**）。左のこま犬は口を開けていて、右のこま犬は口を閉じています。吸気はどちらで、呼気はどちらでしょうか。「阿」と「吽」というのは、そのまま音を発生するときの言葉です。息を吸いながら「あー」と言えますか。無理ですね。ですから、「あー」のほうが呼気です。「うん」のほうが吸気なのです。左のほうが息を吐いていて、右のほうが息を吸っているということですね。

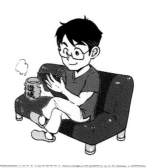

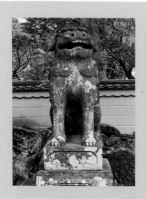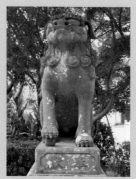

図 4-3：阿吽の〇〇 / 大宰府天満宮

　阿吽の呼吸は、「阿」と「吽」が「呼」と「吸」に対応していると思ってください。息を吐いてから吸います。吸ってから吐くのではなくて、吐いてから吸います。実は吐くことが大事なのです。

〇 呼気と吸気

　呼気と吸気の比は通常1：2ぐらいです。しかし、十分に吐けなければ吸うことができません。呼吸が速くなってきたときは、吐くほうが犠牲になるので苦しくなります。比が1：1になります。しっかり吐いたら吸えるはずなのに、吐き切らないのに吸おうとするので息がつらくなるのです。

　息を吸ったり吐いたりすることを「換気」といいます。酸素化というのはその結果で、呼吸をして息を吸って酸素を取り込むということです。酸素化には呼吸だけではなくて循環も関与していますが、いくら酸素を

取り込んでも血液循環がうまくいっていないと血液の酸素化はできません。まずは「換気」について考えてみましょう。

○ 上気道と下気道

　換気を見るときは、上気道と下気道に分けて考えます（図4-4）。呼吸は吸気と呼気に分けて考えると先ほど言いましたが、基本的に、吸気の異常は上気道の異常、呼気の異常は下気道の異常です。息を吸う場所はどこですか。上から吸うわけです。吐くのは下から吐くわけです。したがって、異常が起きる部位が、呼気と吸気で違います。

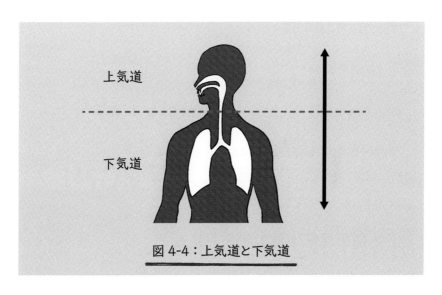

図4-4：上気道と下気道

　基本的に、上気道の閉塞といえば吸気側の異常です。下気道の閉塞は、喘息などの、吐くのが難しいことによって起きてくる異常です。麻酔で起きる異常は、喘息などの下気道の異常よりも上気道の異常のほうが多いです。気道が通らなくなるというのは、基本的には上気道の異常です。
　ということは、上気道の異常を注意して見ていたら、換気がうまくい

っているかどうかがわかると思います。つまり人工呼吸をしているとき
は、当然、下気道の異常も起きますが、気道を確保していない場合に気
道が通らないときは、基本的には上気道の異常を見ればいいということ
です（**図4-5**）。

外呼吸

頸部：頸部の筋は吸気性呼吸困難
　　　喉頭の吸気時の下方への動き（トラキアルタグ）
　　　⇒上部気道閉塞

胸部：吸気時に鎖骨上窩に陥凹
　　　⇒上部気道閉塞の初期兆候
　　　胸部の陥凹（シーソー呼吸）　　⇒上気道閉塞が高度

腹部：呼出障害（下部気道閉塞）や咳では腹筋収縮

シーソー呼吸では鎖骨上部や胸骨陥凹＋腹部膨隆

図4-5：視診（見てわかること）

○ 上気道の異常は首の動きを見る

　上気道異常のサインは頸部に現れます。これこそ視診でわかります。
上気道閉塞を見分けるには、首の前面を見てください。吸気性の呼吸困
難を起こしたときは、吸気時に喉頭が下方に動きます。これを「トラキ
アルタグ」といいます。胸骨の陥凹や、鎖骨上窩、すなわち鎖骨の上の
ところが吸気時に引っ込む現象はシーソー呼吸のときに起こるのですが、
これらは上気道の閉塞が高度になってくると起きます（気道が通ったり

通らなかったりするのではなく完全閉塞になるということです)。

　図 4-6 の右のほうは顎です。この動画では、気道閉塞が起きかけています。いびきをかいているのですが、気道が通らなくなっている状況です。息を吸ったときに、丸で囲んだ部分が下側(左方)に移動し下側の四角点線で囲んだ部分が引っ込むのがわかります。図 4-7 の突出した部分は鎖骨です。息を吸ったときに、囲んだ部分が奥に引っ込んでいきます。これが鎖骨上窩の陥凹です。

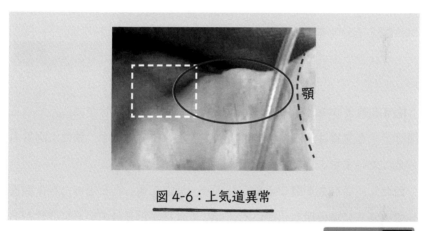

図 4-6：上気道異常

AR動画 ▶

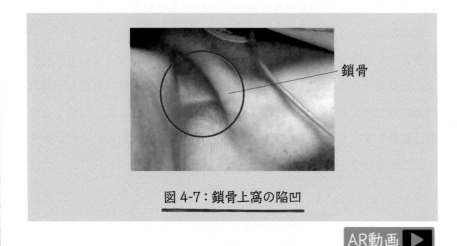

図 4-7：鎖骨上窩の陥凹

AR動画 ▶

　図4-6のような、引っ込むような動きで、いびきの音が聞こえている間は、まだ気道は通っています。ガーッといっています。鎖骨上窩も引っ込んでいます。

　ただし、いびきが聞こえなくなると、気道が通ったと思ったら大間違いで、さらに気道閉塞している、もしくは息が止まっている可能性があります。いびきをしている間は、上気道は狭窄しているけれど、まだ上気道は通っています。

◯ 下気道の異常は腹部の動きを見る

　下部の気道閉塞（吐くことが難しい）では、腹筋の収縮や、横隔膜の挙上が見られます。

　図4-8のように、咳をしているように見えることもあります。これは、喘息発作です。喘息発作のときは、吐くことが難しくしっかり吐こうと思うから、横隔膜を押し上げるような動きが見られます。もっとひどく

なってくると、息を吐こうとするが吐けないので、肋骨と肋骨の間が引っ込んでいくような所見が見られます。

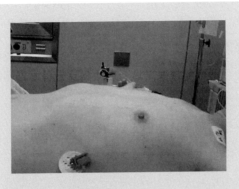

図 4-8：横隔膜を押し上げるような動き

AR動画 ▶

○ モニターをつければ換気がわかる

　そういうときに、（**図 4-9**）、換気ができていれば CO_2 が出てくるだろうというので、CO_2 モニターのチューブを鼻や口のところに当てて、テープでとめたりして、CO_2 が出てくるかどうかを見ます。CO_2 が出てこないと、気道閉塞に気がつきます。患者さんをずっと見ていればいいのですが、そうではないときは、CO_2 モニターで気道閉塞に気がつくことができます。

人工呼吸

「酸素化」　と　「換気」
O_2　　　　　CO_2

内呼吸と外呼吸を意識する

どちらのモニタリングなのか？

図 4-9：「酸素化」と「換気」

　酸素化は、呼吸が止まってもすぐには悪くなりません。酸素投与をしていたら3～4分はSpO_2は下がらないので、息が止まってからしばらくしないと数値では呼吸停止に気づきません。すぐ近くで患者さんの呼吸を観察すればもちろんわかりますが、CO_2モニターで、CO_2が出てこない点に着目します。

　人工呼吸器が作動しているときは、アラームでアプニア（無呼吸）がわかります。呼吸回路が外れていたりするとアプニアアラームが出ますね。

　酸素化に関しては、SpO_2数値が下がることで気づきますが、酸素が投与されていればSpO_2はなかなか下がってこないので換気ができていないことに気づきません。SpO_2が下がってきたときにはもう遅いわけです。だから上気道の閉塞——換気ができていないことを発見することが、呼吸がうまくいっていないときには、大事なのです。酸素化は換気の結果であって原因ではありません。換気ができていないことを、CO_2が出てこないことによってCO_2モニターが知らせてくれます。酸素化

と換気、両方観察するのですが、呼吸状態が悪いときには換気について特にしっかり見る必要があります。

② PaO_2 と SpO_2 の正体

内呼吸と外呼吸

　もう1つ、内呼吸と外呼吸を意識することが大切です。どういうことかというと、O_2 も CO_2 も最終的には内呼吸のために必要なのです。呼吸には「外呼吸」と「内呼吸」の2種類があります。「外呼吸」は、胸が上がったり下がったりするような肺での換気を示しています。一方、酸素を取り込んで二酸化炭素を出す、「細胞の中の呼吸」のことを「内呼吸」といいます。

　パルスオキシメータは、本来は呼吸のモニターではありません（図4-10）。「パルス」と「オキシメータ」です。「脈拍」と「酸素化」を見るモニターです。SpO_2 という呼び方では、酸素飽和度だけを見ているということになって、間違いになります。パルスオキシメータは循環と酸素化のモニターで、血液の酸素化だけでなく脈拍や末梢循環もモニターしています。

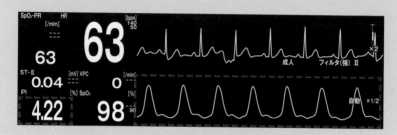

呼吸　≒動脈血酸素飽和度

循環　脈拍、末梢循環

図 4-10：パルス＋オキシメータ

　図 4-10 では SpO_2 は 98% と出ているのですが、脈の波形を出すことによって、きちんと心臓が打っているよ、末梢まできちんと循環によって血液が流れているよ、ということを教えてくれます。ここに PI（プレチスモインデックス：灌流指標）というのが出ていて、これで末梢循環がいいか悪いかがわかります。PI 値に正常値というものはないのですが、だいたい 2 以上あれば、よく末梢循環が保たれています。2 以下では末梢がかなり冷たくなっていて、波形が出にくくなっているということを表しています。

　呼吸については、酸素飽和度だけを表しているので、実際の呼吸（換気）とは少しかけ離れています。血液の酸素化だけを教えてくれるということです。

○ パルスオキシメータの正しいつけ方

　パルスオキシメータのつけ方にはピットフォールがあります。パルスオキシメータはどこにつけますか。指や耳、最近は鼻や額につけるものもありますが、基本的には指につけます。

　指につけたときに、どこに光が当たればいいですか。爪の側に光が当たるのが正常です。指の先端や爪の真ん中ではなくて、爪の根元の白いところに光が当たるのが正しい位置です（**図4-11-1**）。そこに光が当たらなければ、光が横から漏れている（**図4-11-2**）かもしれません。

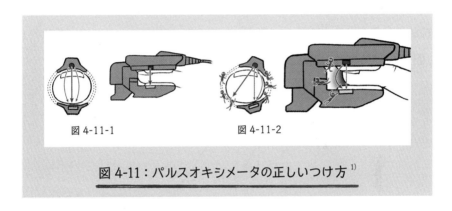

図 4-11-1　　　　　　　　　図 4-11-2

図 4-11：パルスオキシメータの正しいつけ方[1]

　指の上と下を挟んで、上から入った光の全てがこの指を透過して下の受光部に当たる様子を見ています（**図4-11-1**）。本来は、この光が全部指の中を通って出てくるはずですが、指の先のほうにつけてしまうと、横から漏れて指の中を通らない光があります（**図4-11-2**）。そうすると、実際よりも低い値が出ます。

　時々パルスオキシメータがずれて、98 だったのが突然 90 や 92 になるようなことがありませんか。これは "ペナンブラ効果" といって、光〜

が横漏れして指の中を通らずに受光部にいってしまうと、低い値が出ます。ペナンブラというのは、日食や月食のときに完全に真っ黒にならずに周りに光が漏れ出てリングのようになることです。

◯ 装着時の工夫

　低い値を表示してしまうと SpO_2 が役に立たないので、きちんとつけ直すか、それでもダメなときは正しく表示するプローブに変更する必要があります。クリップ式だと、うまく指を挟めずに指の先端に当たっていたり横にずれていたりします。最近は、そういうことがないようにテープ式のプローブもあります。テープ式のプローブでも、指の先のほうに貼ると正しい値が出ませんね。しっかり爪の根本の白い部分（爪半月）（図 4-12）のところに光が当たるように貼らなければいけませんね。

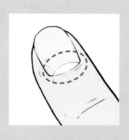

図 4-12：爪半月に光を当てる

　指が変形している場合はクリップ式のものは合わないので、テープ式のものが必要です。

◯ パルスオキシメータの原理

パルスオキシメータの光が赤い理由はわかりますか（**図4-13**）。

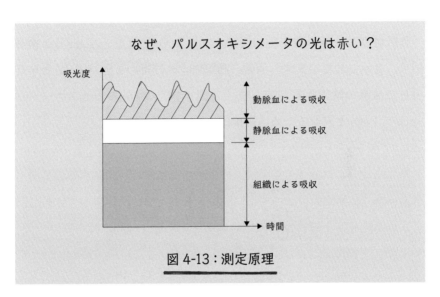

図4-13：測定原理

　赤い物質に向かって赤い光を放つと、吸収されずに反射されます。だから、動脈血に向かって赤い光を放つと、たくさん赤い光が返ってくるので高い値が出ます。

　しかし、もし動脈血の血液の色が黒かったらどうでしょう。黒は赤い光を吸収します。光が当たった動脈血の血液が黒っぽければ赤い光は全部返ってこず、一部吸収されてしまいます。酸素飽和度が悪いときは動脈血でも本来の赤い血液ではなく、黒っぽい血液になっているはずです。パルスオキシメータがパルスオキシメータたるゆえんは、拍動しているところを見つけて、そこに光を当てて、返ってくる光の量で判定している点にあります。

　したがって、きちんと動脈の拍動がふれないと、パルスオキシメータ

は正しい値を表示しません。動脈がふれにくくなると基本的には数値を表示しなくなります。

○ PaO_2 と SpO_2

　動脈血ガス分析の酸素飽和度は、実は SpO_2 ではなくて SaO_2 と検査結果に表示されています。通常、動脈血ガス分析のときは PaO_2 という項目で血液の酸素化を判定します（**図4-14**）。パルスオキシメータは SpO_2 で PaO_2 と異なるため、直接は比較できません。

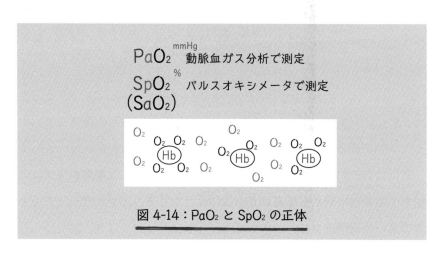

図 4-14：PaO_2 と SpO_2 の正体

　パルスオキシメータで測るサチュレーション（S）は、すなわち酸素の飽和度（サチュレーション）です。ヘモグロビンにどれだけ酸素がくっついているかを表しています。

　動脈血ガス分析で測定する PaO_2 は、血液中に、ヘモグロビンにくっついている酸素とは関係ないヘモグロビンが、どれだけ溶け込んでいるかを圧力（P）で表しています。どれぐらいの圧力で O_2 が溶け込んでいるか、つまりどのくらいの量の O_2 が血液中に溶け込んでいるかとい

うことを表しています。

　これらを比較することは非常に難しいので、比較をしたときに対応するような数値の表が必要です。それをグラフ化したものがＳ字状カーブ（後述）です。

○ 酸素飽和度の考え方

　パルスオキシメータでは、ヘモグロビンにどれくらい酸素がくっついているかを見ています。ヘモグロビン1個に対して4個の酸素がくっつく席があります。100%というのはその4席が全部埋まっている状態です（**図 4-15**）。この埋まっている席の数を数えているわけです。ヘモグロビン3個を考えると O_2 が座れる席は12個あります。12個埋まっていれば100%です。席が3個空いていると、全体の75%しか埋まっていないので、酸素飽和度は75%と表示されます。

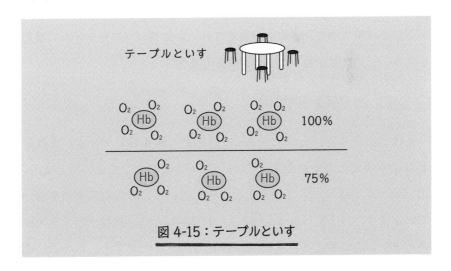

図 4-15：テーブルといす

　98%と90%は、こんな感じです（**図 4-16**）。25個ヘモグロビンがあ

ったら O_2 が座れる席が 100 席あります。98%というのは、100 席のうち 2 つの席だけが空席です。90%なら 100 席のうち 10 個の席が空席です。これらの 98%と 90%の血液を採血してわれわれが実際に見ても、どちらが黒いかは判定できません。けれども、SpO_2 モニターは、リアルタイムで持続的・継続的に数値で判定してくれます。

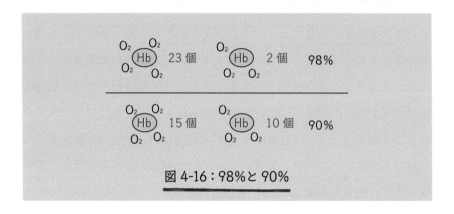

図 4-16：98%と 90%

　正しくパルスオキシメータが装着されていれば、リアルタイムに数値を見ることで異常が起きたことがわかります。

○ SaO_2 と PaO_2 の関係

　先ほど話をした、SaO_2 と PaO_2 の対応表（**図 4-17**）ですが、実は以下のような覚え方もあるのですが、これは覚えなくてよいでしょう。10、20、30、40 と、10 ずつ左のところに書いて、その右に奇数を書いていきます。「1・3」「3・5」「5・7」まで書いたら、次は 7 と 5 を入れ替えます。入れ替えて、次は 8、6、4、2、2、1 と足すと、この表（**図 4-17**）が完成します。

PO$_2$（mmHg）	SO$_2$（%）	覚え方
10	13	奇数
20	35	↓
30	57	↓
40	75	入れかえ
50	83	+8
60	89	+6
70	93	+4
80	95	+2
90	97	+2
100	98	+1

図 4-17：SaO$_2$ と PaO$_2$ の関係 [2]

　全部は覚えなくてよいので、以下のポイントだけを覚えてください。絶対に忘れてはいけないポイントは、PaO$_2$ が 100 のときは SaO$_2$（SpO$_2$）は 98 です。SpO$_2$ が 100 になることはめったにないのですが、SpO$_2$ が 100 と表示されているとき、PaO$_2$ はおそらく 100 以上あります。

　それから、SpO$_2$ が 90 のときは PaO$_2$ が 60 です。PaO$_2$ が 60 というのは、医学的には低酸素血症です。ルームエアーで SpO$_2$ が 90 以下になっているのであれば、どう考えても酸素療法が必要です。

　SpO$_2$ が 75 のとき、PaO$_2$ は 40 です。これは静脈血の値です。動脈血なのに静脈血の値が出たらおかしいので、もし、つけてすぐに 75 という数字が表示されたら、静脈を拾っている可能性もあります。パルスオキシメータは物理的な振動に弱いといわれており、手を振りながら SpO$_2$ プローベをつけてみると、静脈を動脈と勘違いして、誤って 75 や

80という値を表示することがあります。そういうときは、きちんとつけ直したり、振動を止める必要があります。

　昔、整形の手術中でドリルを使っているときに時々そういうことがありました。

◯ 酸素解離曲線の使い方

　これはみんなが嫌いな酸素解離曲線です（**図4-18**）。先ほどの**図4-17**に基づいてX軸とY軸に点を打っていくと、このようなS字状曲線になります。

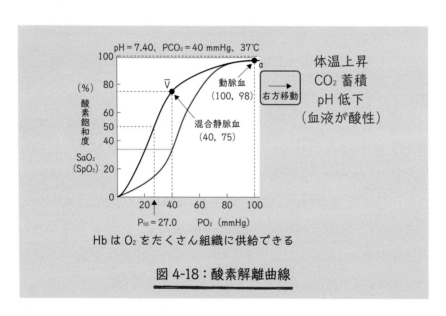

図4-18：酸素解離曲線

　ただし、この曲線になる条件は、37℃で $PaCO_2$ が 40 で pH が 7.40 のときです。つまり、まったく血液ガス分析の値が狂っておらず体温も正常なときです。

　基本的には先ほどポイントといって示した対応する数字を覚えておけばよいです。PaO_2 が 100 のときは SpO_2 は 98、PaO_2 が 40 のときは SpO_2 は 75 です。SpO_2 が 75 というのは混合静脈血で、ちょうど心臓に返ってきた血の色を表しているので、パルスオキシメータで動脈血なのに SpO_2 が 75 という値が出たら患者さんがおかしいかモニターがおかしいです（患者さんの皮膚や粘膜の色を確認する）。

◯ 曲線が右方移動するとき

　通常、酸素飽和度98％の動脈血だと、血液が循環して心臓に返ってくるころには、酸素を末梢に置いて供給してくるので、残りの酸素は75％になります。23％ほど末梢組織に置いてくることができます。心臓まで返ってきてもまだ75％の酸素は Hb にくっついて残っています。血液が酸性になったり、体温が上がったり、CO_2 が蓄積したりするような状況になると、このグラフの曲線が右方移動（右側にシフト）を起こして、ヘモグロビンの性質が変わります（赤い曲線になります）。

　右方移動したら何が起こるかというと、動脈血のときは98％酸素を持っていますが、心臓に返ってきたときは35％ぐらいしかありません。つまり60％以上を末梢に置いてくることができるのです。全身状態が悪くなると、ヘモグロビンは1回の循環で、酸素を末梢にたくさん置いてこれるように性質が変化します。これが右方移動です。

◯ 曲線が左方移動するとき

　モニター上で問題なのは、右方移動ではなく、実は左方移動が起きたときです。左方移動は、右方移動とは条件が逆のときに起きます。<u>体温が下がったり、CO_2 が非常に低い過換気になったり、血液がアルカリ性になったりした場合</u>です。

　通常は**図 4-19** のように黒い曲線の上にのっていたので、SpO_2 は 90 あれば PaO_2 は 60 あったはずです。SpO_2 が 90 あれば、異常は見逃さないはずです。けれども左方移動（赤い曲線の性質になって）しまうと、SpO_2 は、90 あっても心筋虚血が起きるのです。90 では低すぎるということになります。だから、血液がアルカリ性になってきたときには、SpO_2 は 90 ではダメなのです。

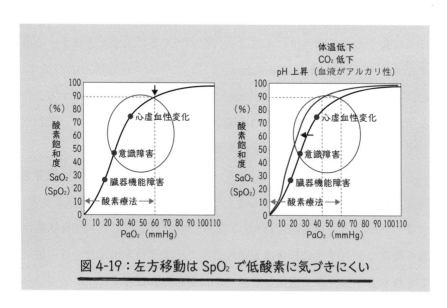

図 4-19：左方移動は SpO_2 で低酸素に気づきにくい

　通常、低酸素でなければ、パルスオキシメータの値は 100 から 90 の間にあります。それ以下のときはもう修羅場です。SpO_2 が 100 から 90 の間の値を信用できるのは血液の条件が正常なときです。体温低下、CO_2 低下、pH 上昇が起きるとパルスオキシメータの SpO_2 90 以上で OK といえなくなります。

　これらの条件の変動が手術中や ICU で起こることがよくあります。体温が下がると左方移動を起こすので、実際は PaO_2 が下がっていても、酸素飽和度が下がらない状況となります。

　人工呼吸中に換気条件が悪くて CO_2 が下がることもよくあります。人工呼吸で CO_2 をたくさん吐かせると CO_2 は異常に下がります。ですから人工呼吸時は CO_2 変化をモニターすべきです。

　また、血液 pH がアルカリ性になることももちろんあります。CO_2 が下がってもアルカリ性になりますし、アルカリ性のものを投与してもアルカリ性になります。そういうときには SpO_2 が高めに表示されるためだまされます。

　こうなったときには、SpO_2 を見ていても酸素化が悪いということがわからないので、血液ガス分析が必要です。きちんと CO_2 と体温をモニターしておけば、気づくことができるかもしれません。

　CO_2 と PaO_2 の関連がわかってきたと思いますが、パルスオキシメータをモニターとしてきちんと使うためには、CO_2 が正常範囲内に収まっていることが大切で、体温も下がっていてはいけません。

○ 分時換気量とは

図4-20を見るとわかると思いますが、一回換気量×呼吸数が分時換気量です。1回にどれだけ吐くか、どれだけ吸うかが一回換気量で、1分間の呼吸数をかけると分時換気量（1分間の換気量）が決まります。CO_2産生が変化しなければ、CO_2はこの分時換気量によって決まります。人工呼吸をしたときにCO_2が高ければ、分時換気量を増やせばいいのです。人工呼吸をしたときにCO_2が低ければ、分時換気量を減らせばいいです。$PaCO_2$と肺胞換気量は反比例します。

分時換気量（MV） ＝一回換気量（VT） ×呼吸数
        7mL/kg   10〜12　回/min
        （10mL/kg）

$$PaCO_2 = 0.863 \times VCO_2 \div 肺胞換気量$$

$PaCO_2$と肺胞換気量は反比例する

図4-20：分時換気量、一回換気量、呼吸回数の関係 / CO_2と分時換気量

　CO_2 をたくさん吐かせて肺胞換気量を増やせば、要するに1分間当たりの吐く量を増やせば CO_2 は下がりますし、1分間当たりの吐く量を減らせば CO_2 は上がります。

　分時換気量を上げたり下げたりするには、一回換気量か呼吸数をコントロールすればいい（図 4-20）ということです。通常、一回換気量はおよそ 7mL/kg 前後でコントロールしています。体重が 50kg の人であれば一回換気量は 350mL で、呼吸数は 10〜12 回です。

　そうしたときに、CO_2 が高ければ呼吸数を増やし、CO_2 が低ければ呼吸数を減らします。また、呼吸数は触らずに一回換気量を調整することがあります。標準値は 7mL/kg で、子どもや小さい人あるいは肥満患者では 10mL/kg ぐらい入れることがありますが、CO_2 を見ながら、この分時換気量をコントロールします。

　O_2 に関しては、酸素濃度を上げたり下げたりすればいいです。投与している酸素濃度は図 4-21 の左下 FI（①）に出ています。この図では 46％ですね。SpO_2 は 100 なので、おそらく PaO_2 は 100 以上あるでしょう。SpO_2 がもし下がってくれば、左下の酸素濃度の値を上げていけばよいです。麻酔導入前や抜管前を除いては FIO_2 は 100％にすることはなく、30〜40％ぐらいだと思います。酸素濃度を上げれば基本的に酸素はコントロールできるし、CO_2 は換気量によってコントロールできます。一回換気量×呼吸回数（②×③）が分時換気量（④）です。②の1回換気量の単位は「mL」、④の分時換気量の単位は「L」です。

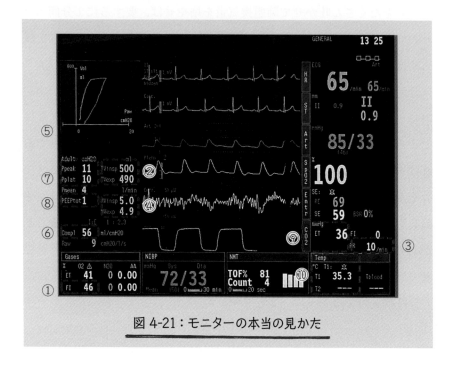

図 4-21：モニターの本当の見かた

③ P-V カーブと F-V カーブを読み解く

◯ P-V カーブの表すもの

　図 4-21 の左上（⑤）にある P-V カーブの読み方も見てみましょう。P-V カーブは一回換気量のイン（吸気）とアウト（呼気）を表しています。1 回にどれだけ吸って、どれだけ吐いているかです。今これは（②）差が 10mL ぐらいありますが、これは誤差の範囲だと思います。

　分時換気量 MV（Minutes Volume）（④）は、単位が違うので（mL

ではなく L）、5.0 は、5L ですから 5,000mL です。490 かける 10 は 4,900 ですね。4,900 はリットルに直すと 4.9L です。この数値（④）が大きくなれば、$EtCO_2$（⑨）は下がっていきますし、この数値（④）が小さくなれば、$EtCO_2$（⑨）は上がっていきます。ですから、ここの MV（④）を見ながら CO_2 をコントロールしているということになります。

　P-V カーブを見るときに大事なのは、どれくらい圧をかけたときに、どれくらい膨らむかです。これを表す図を P-V カーブ（圧 - 換気量曲線）といいます。X 軸が気道にかかる圧力で、Y 軸がどれだけ吐いたか吸ったかというボリューム（換気量）です。すなわち P と V の関係を表しています。

◯ 理想的な P-V カーブ

　P-V カーブは、この線の上を 1 呼吸ごとにぐるぐる回ります。右上に矢印に沿って上がる赤い線が吸気で、そこから左へ移動して黒い点線の呼気に入ります。吸気と呼気の変換点は右上の角のとがった部分です。圧力をかけると肺が膨らんでいきます（赤を斜め上に登ります）。ここで圧力をかけるのをやめると、肺はすぐにしぼんでいくかと思いきや、黒い点線を左にほぼまっすぐ進み圧力をかけるのをやめて少し時間がたって、（ある程度圧が下がらないと）肺はしぼんでいきません（肺の容量は減りません）。行きと帰りの線が違うところを通って 0（ゼロ）に戻ります（図 4-22）。通常は線が閉じていますが、閉じずに途中で終わっているときには、呼吸回路や気管チューブのどこかに漏れがあることになります。

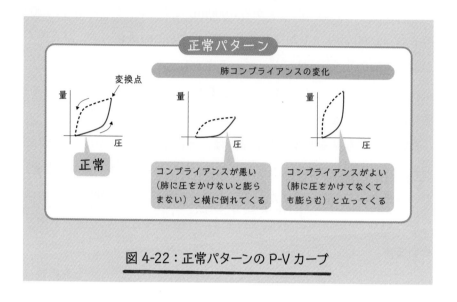

図 4-22：正常パターンの P-V カーブ

　図 4-23 の左のグラフ（P-V カーブ）を見ると、確かにもとの 0（ゼロ）に戻っていますね。横軸（X 軸）は圧力 P で、P が 17 ぐらいまでいっています。縦軸（Y 軸）は容量 V で、V のところに注目すると、V は 0 から、500 くらいまで上がって、呼気になると下がってきて、また 0 に落ち着いています。これが途中で終わっていると、（0 まで戻らないと）その分は、どこかへリークしています。カフが少なく漏れがあったり、呼吸回路から漏れがあることを示しています。イン（吸気量）とアウト（呼気量）は基本的に同じになるはずです。誤差が 1〜2% ぐらいあるのですが、基本的にはこのような閉じたカーブになります。

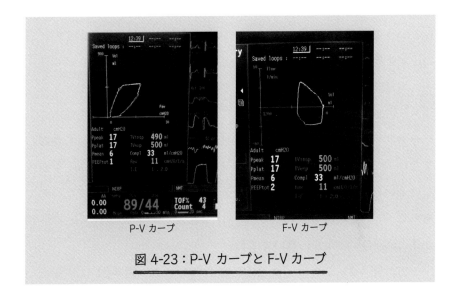

P-V カーブ　　　　　　　　　　　F-V カーブ

図 4-23：P-V カーブと F-V カーブ

⊘ 傾きとコンプライアンス

　この傾きも大事です。**図 4-22** にある正常時の曲線は、傾きが約 45°
ですが、肺が重くなって、コンプライアンスが悪くなると、圧力をかけ
ても、あまり肺が拡がりません。圧力をかけても肺が膨らみにくいとい
うことです。肺が水を含んできたり、力が入ってきたりすると肺が硬く
なります。そうすると、この傾きが横に倒れてきます。

　コンプライアンスがよくなると、曲線は立ってきます。あまり圧力を
かけなくても膨らみます。コンプライアンスというのは肺の硬さ、胸郭
の硬さのことで、それが P-V カーブの傾きからわかります。**図 4-21** は
かなりコンプライアンスがよいです。45°より立っていますね。

　コンプライアンスとは（**図 4-21- ⑥**）、$1cmH_2O$ 圧をかけたらどれだ
け膨らむかということです。$1cmH_2O$ をかけて 50mL ぐらい膨らむとか

なりよいです。したがって、10cmH$_2$O をかけたら 500 mL ぐらい膨らむということです。コンプライアンスが悪くなると同じ量を出すのに高い圧が必要になります。

◯ コンプライアンスが悪いと肺が膨らまない

コンプライアンスが悪くて、1cmH$_2$O の圧をかけても 15mL しか膨らまないのであれば、500 mL 膨らまそうと思ったら 30 ぐらい圧をかけないといけません。1cmH$_2$O の圧をかけても 10mL しか膨らまないのであれば 50 ぐらい圧をかけないといけません。コンプライアンスが 10（mL/cmH$_2$O）は非常に悪いですね。

一方、**図 4-21-** ⑦では、気道内圧は P のピーク（**図 4-21-** ⑦）がだいたい 10〜11 なので、一番高いところで、10cmH$_2$O まで圧をかけると 500mL 膨らみます。コンプライアンスが 50mL/cmH$_2$O ぐらいなので、かなりよいということになります。

しかし、コンプライアンスが悪くなって 10mL/cmH$_2$O しかないときは、逆に 50cmH$_2$O ぐらい圧をかけないと、肺はまともに必要量まで膨らみません。コンプライアンスが最初 50 だったのがだんだん悪くなって 10 くらいになってきたら悪くなってきたと考えます。

◯ PEEP のメリット・デメリット

もう 1 つ、PEEP（Positive end-expiratory pressure：呼気終末陽圧）というものがあります。この**図 4-21-** ⑧では呼気の終末に 1cm ぐらいの圧力がかかっているので、ゼロから始まらずに、圧力（横軸）が最初 1 ぐらいから始まっています。auto PEEP などで、蛇管が軟らかいと、最初から圧がかかっている状態になることがあります。普通は人工呼吸

器でPEEPの設定値を、4〜5で始めます。PEEPの効果は肺胞をつぶれにくくすることにあります。息を吐いても、ある程度圧がかかっていると肺がつぶれにくいという効果を狙っています。それはよいこともあるし、かえってあだになることもあります。

　しかし、コンプライアンスが悪い人に高いPEEPをかけると、ピーク圧が高くなるので、肺が破れやすくなります。例えばPEEPをかける前に気道内圧のピークが50ある人に5cm圧をかけると、ピーク圧がさらに高くなり55くらいになるのです。

◯ PEEPのデメリットその2

　それからもう1つ、PEEPの悪いところは、気道内圧の呼気終末のピークが高くなるので、肺に静脈圧より高い圧力がかかると循環に影響を及ぼします。心臓に静脈からの血液が戻りにくくなるのです。無条件に5cmかかっているので、5スタートです。この**図4-21**であればPEEPを5cmかけたら、ピーク圧は16になります。16ということは、血管内容量が少ない人、血管がつぶれやすい人は、心臓に静脈からの血液が戻りにくくなり、心臓内に流入する血流が減って送り出す血液が少なくなり、血圧低下の原因になります。このように循環に影響を及ぼすため、PEEP値はむやみに高くすることはできません。

　普通4〜5であれば無条件にかけていますが、肺が虚脱するのを防ごうとPEEPを10かけると、気道内圧のピークもさらにプラス10されます。肺にかかる圧が高いと胸腔内の静脈がつぶれますね。

　そういうときには、輸液ができる人であれば、しっかり輸液をする。そうでなければ、昇圧薬などを投与してしっかり心臓を動かしてアウトプットを増やす必要があります。そのため、むやみにPEEPを上げる

ことはできません。

◯ F-V カーブ

　もう１つ、F-V カーブ（流量 - 換気量曲線）というのがあります（**図 4-24**）。P-V カーブは基本的には呼気よりも吸気が問題なのですが、F-V カーブは通常は呼気のほうが問題になります。これは形を知っているだけでいいです。通常は必ず外に膨らむ円を描きます。縦軸（Y軸）の Flow というのは「流速」です。横軸（X軸）の換気量を増やしたら、赤の線の吸気は最初右肩上がりで、ある程度一定になったら横ばいになり、黒い点線の呼気になったら下に入ってぐるっと１周します。この形を覚えておいてください。

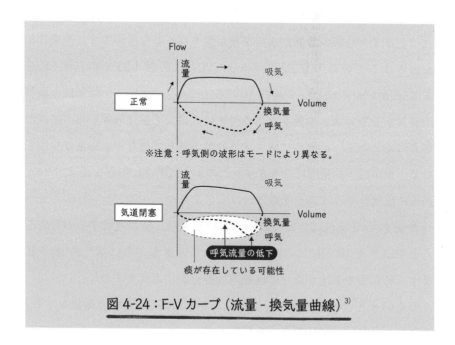

図 4-24：F-V カーブ（流量 - 換気量曲線）[3]

　通常、吸気時も呼気時も外に膨らんだ楕円になるはずですが、呼気の

ときに、**図4-24**の下のように内側にへこむことがあります。内側にへこむのは、流速が少ないということです。喘息になって息が吐きにくいときや、痰が詰まって気道が細くなり吐く量が少なくなると、急に内側にへこみます。喘息ですと結構、気道内圧も上がるのでP-Vカーブでもわかると思うのですが、気道内圧はあまり上がらずに流速が下がっているときは、痰があるのかもしれません。F-Vカーブの呼気の変化は、喘息などの基礎疾患がない人や、気管攣縮、痰がない場合にはあまり変化しません。

○ カーブに異常がある場合

人工呼吸をするときに、コンプライアンスがよいとか悪いとか、漏れがあるとかないとかというのは、P-Vカーブを見たらわかります（前述）。

図4-25の上は自発呼吸の出現です。自発呼吸があるときには、吸気のときに自分で息を吸ってしまうので、押しているのに圧力が上がらず、陰圧側に動きます。普通はP-Vカーブがクロスすることはないのですが、吸気時にマイナス側に倒れるのは自発呼吸が出てきたという証拠です。

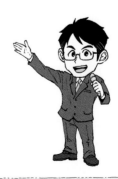

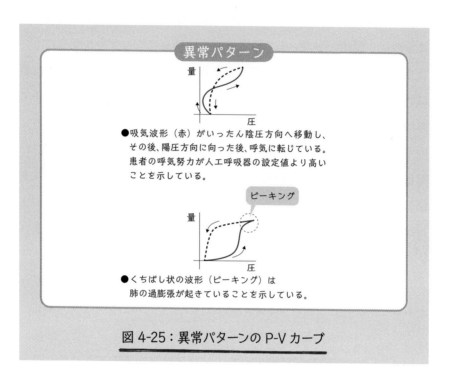

図 4-25：異常パターンの P-V カーブ

　もう1つ、肺が過膨張しているときは、下の図のような「くちばし状の波形（ビーキング）」という現象が見られます。通常、吸気が右側へ突出するようなことはなくて、必ず上へ上がったら左に戻るのですが、これが行きすぎてしまいます。これは圧力をかけて、途中までは膨らむのですが、最後は膨らまないので、右向きにいくわけです。右のほうに突然曲がり始めるというのは、少し圧力をかけすぎなので、圧力を少し下げて、右へ行く手前のところで戻ってくるように、（**図 4-22** 正常パターン）のような形にしなければいけないということです。

　モニターの種類によっては表現が反対になっているものもあります

（**図 4-26**）。F-V カーブは、上と下が反対になっていて、呼気と吸気が逆転しているものがあるので、どっちがどっちかというのをよく見てください。

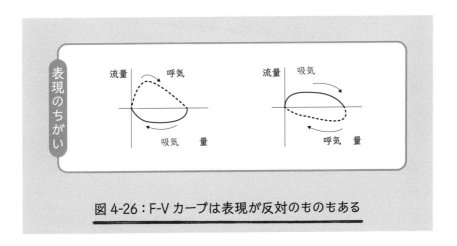

図 4-26：F-V カーブは表現が反対のものもある

だいたいわかってきたと思いますが、呼吸と循環というのはつながっています。人工呼吸中の呼吸というのは、気道内圧が高すぎると静脈圧に影響を及ぼして、血圧が出にくくなります。心臓のアウトプットが出なくなってしまいます。

④呼吸と循環はつながっている

呼吸と循環の関係性

　呼吸と循環というのは一体のものです（**図 4-27**）。「呼吸とは何ですか」と言われたときに、「酸素を取り込んで二酸化炭素を出すことである」というのが正解です。小学生は「空気を吸って二酸化炭素を吐く」と言うのですが、医療従事者は「酸素を取り込んで二酸化炭素を出す」と言います。

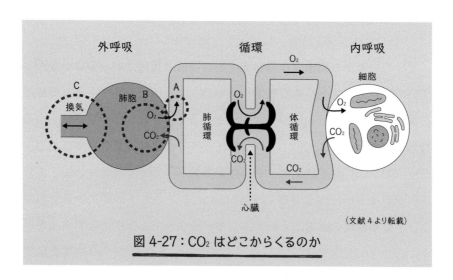

図 4-27：CO$_2$ はどこからくるのか

　外呼吸の話かと思いきや、そうではありません。「酸素を取り込んで二酸化炭素を出す」と言うとき、血液が酸素を取り込むのは外呼吸の肺胞の部分ですが、二酸化炭素をつくり出しているのは内呼吸の細胞のと

ころです。つまり内呼吸を指しています。酸素を取り込んだあと、酸素はどうなるかというと、ヘモグロビンに血液中（A）で捕捉あるいは血液中に溶け込んで、肺循環を通って心臓にいって、心臓から体循環を通って細胞に届けられます。細胞が酸素を使った老廃物として二酸化炭素を産出して、それがまた体循環に戻り、心臓から肺循環に戻って、肺胞から出てくるから、肺胞（B）で酸素を取り込んで二酸化炭素を出します（外呼吸）。

　肺で換気がうまくいかなければ、酸素を取り込んで二酸化炭素を出すことができないため、酸素化と換気が悪いので、O_2 と CO_2 をモニターするというのが、換気（C）での話です。しかし根本原因は内呼吸なのか、循環が立ち行かないことにあるのかを考えなければなりません。

○ 循環を決める3要素

　循環を決める3要素は、「心臓がきちんと打っていること」「血液がきちんと流れていること」「血管がきちんとある程度緊張していること」です。この3つが立ち行かなくなると、酸素を取り込んでも、循環が十分に回りません。

　呼吸と循環は密接に絡み合っているので、EtCO$_2$ モニターでは、呼吸だけでなく循環も問題になってきます。EtCO$_2$ モニターというのは、外呼吸だけのモニターではありません。通常は、内呼吸は変化しない、循環も変化しないという条件の下であれば、外呼吸だけを考えればよいのです。

⑤ EtCO₂ がきちんと出ていることの意味

◯ EtCO₂ は、それぞれの要素について評価する

　以前は $EtCO_2$ は、こんなふうに習ったと思います（**図 4-28**）。循環が変わらない、体温も変わらない、全身状態も変わらない、それから代謝も変わらない場合の $EtCO_2$ の変化についてですね。麻酔中においては、突然走り出したり運動したりする人はいませんから、安静にしているので代謝は一定のはずです。よほど低体温にしない限り、体温もそう大きくは変化しません。人工呼吸をサボると CO_2 はだんだんたまります。

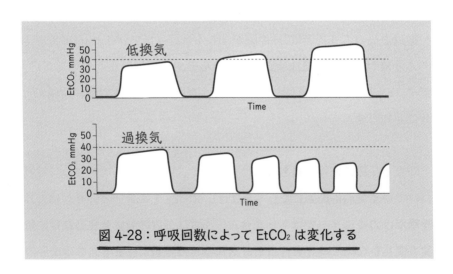

図 4-28：呼吸回数によって $EtCO_2$ は変化する

　人工呼吸を一生懸命やりすぎて、頻呼吸にしたり換気量を増やしたりすると、CO_2 は下がっていきます。これが昔の CO_2 のモニターの説明

でした。

　今はこんな説明はしません（**図 4-29**）。EtCO$_2$ が変化する要因が３つあって、呼吸の要因、循環の要因、代謝の要因によって CO$_2$ は変化すると説明します。それぞれの要因についても考えないといけないのです。

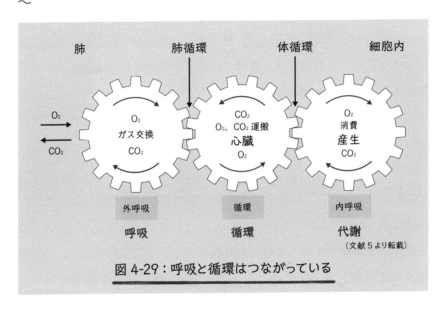

図 4-29：呼吸と循環はつながっている

○ EtCO$_2$ は心拍出量に比例する

　すなわち、CO$_2$ のモニターは、呼吸と循環と代謝を合わせたものを表現しています。EtCO$_2$ は心拍出量に比例します（**図 4-30**）。人工呼吸器で換気条件を一定にして、体温も一定にして、心拍出量だけを変えます。すると、心拍出量が減ってくると CO$_2$ は下がります。PaCO$_2$ も EtCO$_2$ も下がります。一方、心拍出量を上げると、EtCO$_2$ も PaCO$_2$ も上がります。

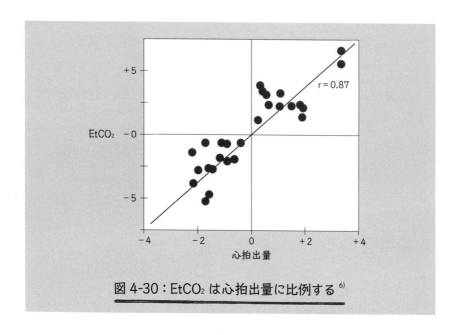

図 4-30：$EtCO_2$ は心拍出量に比例する [6]

　心拍出量が増大する（心臓から血液がしっかり出てくる）と、CO_2 が
きちんと心臓に戻ってくるということです。要するに、<u>循環がいいと
CO_2 はたくさん肺胞に戻ってくるということです。代謝は一定だから、
CO_2 産生は変わりません</u>。循環が変わると戻るスピードが速くなるので
CO_2 がたくさん出てきます。心不全のように、しっかり循環が回ってお
らず、低血圧が続くと、CO_2 を運んで戻ってくるスピードが遅くなるか
ら、$EtCO_2$ も下がるということです。

　血圧が下がって $EtCO_2$ も下がっているときは非常に危険です。CO_2
の運搬ができていないわけです（**図 4-31**）。

原因	増加	減少
代謝	麻酔覚醒（シバリング） 悪性高熱症、悪性症候群 甲状腺クリーゼ 重症敗血症	低体温 代謝性アシドーシス
循環	駆血解除 CO_2 使用の腹腔鏡 アシドーシス治療	麻酔導入時 肺塞栓 ハイポボレミア 心原性ショック 出血性ショック 心内シャント
呼吸	低換気 COPD 喘息	過換気 肺水腫 肺内シャント
テクニカル	CO_2 吸収剤の消費 モニターのよごれ	接続不良 サンプリングチューブ閉塞

（文献7より一部改変）

図 4-31：$EtCO_2$ 異常

　$EtCO_2$ の異常があったとき、呼吸だけを見ると低換気や喘息、肺水腫などがあるのですが、それ以外にも、循環や代謝の要因でも変化してくるところを見逃してはいけません。

○ 呼吸が原因の場合

　この中で、一番簡単な呼吸が原因の場合から説明しましょう。$EtCO_2$ が増加する原因は、低換気です。当然、低換気の状態では吸ったり吐いたりする換気量が減るため CO_2 がたまります。それから COPD でも CO_2 はたまります。喘息も、あまり吐けないので CO_2 がたまります。

　過換気になると CO_2 は低下します。肺水腫も、肺に水をたくさん含んでしまってガスの交換が悪くなるので CO_2 は出てきませんので低下

します。肺内シャントも一緒です。

○ 代謝が原因の場合

問題なのは代謝です。代謝の亢進では、細胞が一生懸命 CO_2 をつくっています。麻酔覚醒時に体が震えるシバリングが起きるときは熱を産生するため O_2 を消費し CO_2 が多く産生されます。それから、悪性高熱症のときや熱が高いとき、甲状腺クリーゼや敗血症のときには、細胞での代謝が亢進しているので CO_2 がたくさん出てきます。

低体温や代謝性アシドーシスになると、細胞の元気がなくなるので、CO_2 の産生が少なくなります。だから呼吸の問題ではなく代謝の減弱で CO_2 が低下します。

○ 循環が原因の場合

循環が原因の場合、駆血解除の場合は駆血していた部分の血液中から CO_2 が出てきます。駆血を 1〜2 時間すると、駆血をしている末梢の部分に CO_2 がたまります。ターニケットをオフ（駆血解除）したときに、それが一気に細胞に返ってきます。

CO_2 使用の腹腔鏡を使うと、腹腔内から CO_2 が血管中に吸収されて、$EtCO_2$ が上がってきます。それからアシドーシス治療では、メイロン® を血管中に投与します。メイロン® は $H_2CO_3^-$ なので、H_2O と CO_2 に分かれたものが血中から細胞に戻ってきて $EtCO_2$ が上昇します。

危険なのは循環の虚脱です。循環が立ち行かなくなると、CO_2 は産生されますが、血液を循環する時間がかかるので $EtCO_2$ は下がります。ですから、麻酔の導入時などの循環が抑制されるときにも $EtCO_2$ が下がります。

　肺塞栓も、肺に塞栓が詰まっているので CO_2 が肺から出てきません。それから、ハイポボレミア、心原性ショック、出血性ショック、心内シャントなどは全部循環が立ち行かないので、肺から CO_2 が出てきません。突然血圧が下がって、循環が虚脱してきたときに $EtCO_2$ が下がったときは循環を立て直さないと本当に危険です。そう考えると、血圧が下がっていても CO_2 があまり変化しなければ、慌てて何か対処する必要はありません。逆に、突然血圧が下がったときに、$EtCO_2$ が 35 から 25 になっていたとすれば、すぐに、血圧やアウトプットを増加させないと大変なことになります。

◯ CO_2 が下がるとき

　血圧が下がったとき、それが本当に危険なのかそうでないのかは、$EtCO_2$ の低下を見ればわかります。循環の要因で $EtCO_2$ が下がってくるパターンと、全身状態が悪くなり $EtCO_2$ が下がってくるパターンが要注意です。心停止を起こすと突然 CO_2 は出てこなくなります（図4-32）。心停止では、当然血液は循環しないため、CO_2 が肺胞から出てきません。いくら換気をしても CO_2 は出てきません。肺に CO_2 が運ばれてこないからです。代謝が下がっても、肺血流が下がっても、体血流が下がっても $EtCO_2$ は低いわけです。

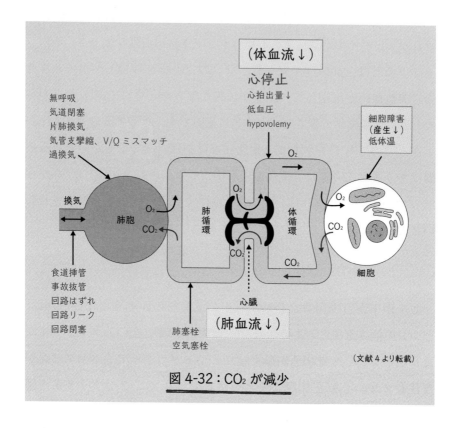

図 4-32：CO_2 が減少

（文献 4 より転載）

　人工呼吸はきちんとできていて、O_2 が取り込まれていて、CO_2 が出てくるはずなのに細胞から出てこないのは、呼吸因子も大事ですが、それ以外の循環や代謝の原因についても忘れてはいけません。

　$EtCO_2$ は体全体のことを予言してくれます。CO_2 はただ単に呼吸（細胞での換気）のことだけを言っているわけではないのです。呼吸（換気）の調整に役立つことはもちろんです。$EtCO_2$ が出てこない原因を考える場合には、循環や代謝が問題なければ、外呼吸（換気）だけのことを考えてやればいいのです。血圧も脈も体温も問題がないときは呼吸が問題です。人工呼吸器が外れていたり、回路やチューブからのリークが問題

です。呼吸はうまくいっているはずなのに、きちんと CO_2 が出てこないときは循環や代謝が原因なので、非常に危険な状態です。

○ CO_2 が上がるとき

CO_2 が上がっているほうがいいということではないのですが、原因さえわかれば上がる分はまだマシです（**図 4-33**）。ちょっと言いすぎました。

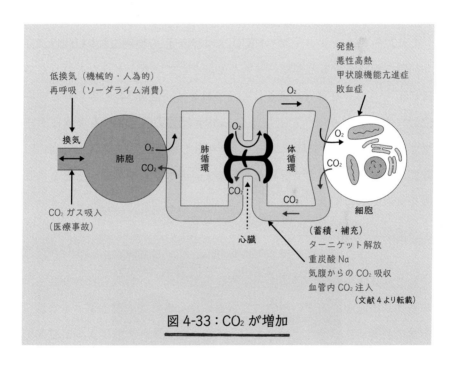

図 4-33：CO_2 が増加

例えば、CO_2 ガスを吸入したら医療事故なので、これはすぐに対処しなければなりません。酸素ではなくて CO_2 ガスを吸入すると、酸素飽和度が急激に下がるので通常はわかります。CO_2 ガスを吸入すると、CO_2 と O_2 が全部入れ替わるので、もちろん低酸素になります。その場合は、すぐに危険なことになります。それ以外では、代謝の亢進によるものが危険です。残りの $EtCO_2$ の上昇は日常でよく経験するものですね。

○ 非挿管で鎮静をするときの呼吸の確認

それ以外のカプノメータ（$EtCO_2$ モニター）の便利な使い方として、非挿管で鎮静をするときに、きちんと息をしているかどうかを見るために CO_2 モニターを鼻穴の近くにくっつけます（**図 4-34**）。きちんといい位置に当たるように、安定して CO_2 がサンプリングできるようにテープで貼り付けたり、先にチューブの余りをくっつけて、鼻の中に入れて、隙間のないようテープで留めたりします。非挿管で鎮静をするときに呼吸や気道開通の確認に役立ちます。

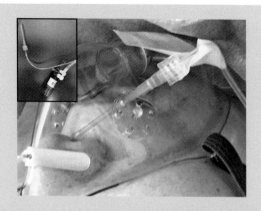

図 4-34：酸素マスクにサンプリングチューブの先を入れてモニターする

◯ 呼吸数を見る

　通常は、気管挿管をして人工呼吸をしているときはCO_2の漏れがないので、吸気–呼気–吸気というふうに、片仮名の「コ」を横にした形に曲線が描かれます（**図4-35**）。一方、非挿管で鎮静をするときの呼吸の確認方法のときは、**図4-36**のように適当な形にしか出ません。それでもしっかり波形が出ていれば、呼吸数をカウントすることができます。

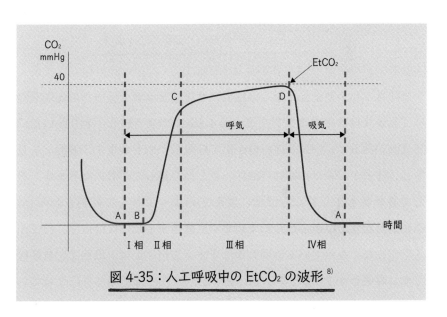

図 4-35 : 人工呼吸中の $EtCO_2$ の波形[8]

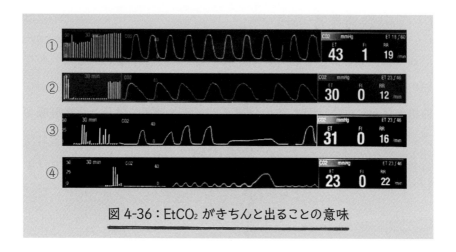

図 4-36：EtCO$_2$ がきちんと出ることの意味

　無呼吸もわかります。正しい位置にサンプリングチューブの先端をつけておかなければいけませんが、**図 4-36-**①のようにしっかり吐いていて気流があると、CO$_2$ の高い値が出て呼吸数がわかります。**波形**②を見ると、呼吸がだんだん抑制されて、少し低く鈍った感じになります。そして呼吸数も少なくなります。**波形**③のようにさらに抑制されると、CO$_2$ が出たり出なかったりしています。呼吸が不規則になって、出てくる量が少なくなっているのがわかります。**波形**④では、ほとんど無呼吸です。呼吸数が 22 回と書いていますが、これはほとんど息になっていません（小さなギザギザをカウントしています）。大きな息が 1 回出たあと、無呼吸になっています。したがって、呼吸数は 22 回と表示されていますが、実質 1 回です。

　非挿管でも EtCO$_2$ をモニタリングすると、きちんと息を吸っているか、吐いているか、気道が通っているかというのがわかります。

　もうわかったと思いますが、O$_2$ を取り込んで CO$_2$ を出すことの本当

の意味は、外呼吸だけではなくて、循環と内呼吸にも依存しているということです。

◯ 気道管理アルゴリズム

なぜ全身麻酔では人工呼吸をするのでしょうか？ 肺が悪いから人工呼吸をするわけではありません。麻酔で息が止まるから人工呼吸をしているのです。ということは、人工呼吸ができていない状況というのは危険なわけです。

人工呼吸ができているかどうか、一番簡単な見分け方は $EtCO_2$ を見ることです。日本麻酔科学会の気道管理アルゴリズム[9]には、麻酔の導入時からカプノメータをつけなさいと記載があります。

[参照]
◎麻酔導入時の日本麻酔科学会（JSA）気道管理アルゴリズム（JSA-AMA）[9]
https://anesth.or.jp/files/pdf/20150427-2guidelin.pdf
日本麻酔科学会. 気道管理ガイドライン 2014（日本語訳）

人工呼吸をするときに、マスク換気をするときからカプノメータをつけます。

このアルゴリズムは麻酔を導入するときのお話で、まず、3分間酸素を吸入したあと、マスク換気をするときにカプノメータを装着して麻酔を導入する。麻酔の導入では、換気できていて、$EtCO_2$ が出てこないときには換気の状態を判断しなさい。そして、$EtCO_2$ が出てこなかったら応援を要請しなさいということです。イエローゾーンでは、もう麻酔を醒ますことを考えることになっています。そうすればレッドゾーンの外科的気道確保（気管穿刺）までいかないはずです。

体温モニターが
早期離床の
カギをにぎる

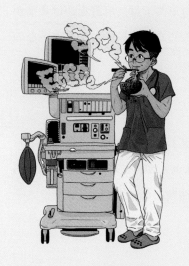

①体温が下がってしまうとどうなるのか?

◯ 麻酔をしていると体は寒さに反応できない

5時間目は神経−筋・体温モニターについてのお話です。

全身麻酔をすれば体温は下がっていきます。それは交感神経の機能を抑制しているだけではなく、知覚神経、つまり感覚がまひしていて、痛いことだけではなく寒いということもわからないのです。体温が下がっていっても、寒さを感じないため反応できません。普通は寒いと筋肉を震わせて熱をつくります。しかし、麻酔薬や筋弛緩薬を使うと筋肉は震えません。寒いということがわからないから筋肉を震わす必要もないし、交感神経が反応しないので血管が収縮することもなく、体熱は逃げ放題なので体温は下がる一方です。

ですから、体温モニターというのは全身麻酔では、麻酔をかける前から終了するときまでずっとつけなければならない連続的なモニターなのです。

◯ ABCDE と体温の関係

体温の話をする前に、手術麻酔の ABCDE の話をします (**図 5-1**)。ここまででは ABC までしか話をしていませんが、この D のところにある「神経−筋」というところがこれから問題になります。

❖Airway　気道確保　　　　　意識　がない
❖Breathing　人工呼吸　　　　呼吸　がない
❖Circulation　循環管理　　　　脈　がない（弱い）
❖Disfunction CNS　機能不全　神経筋、代謝、免疫　が働かない（弱い）
❖Exposure&Enviroment　曝露　侵襲（外傷、出血）← 手術侵襲感染、
　　　　　　　　　　　　　　　　体温管理

図 5-1：手術麻酔の ABCDE

　意識がなくなると気道が閉塞するのでまず **A：気道確保**をします。さらに呼吸が止まったときには **B：人工呼吸**をするという順になります。

　それから **C：循環管理**については、心停止の場合は脈がないため心肺蘇生をするのですが、手術中においては心停止についてではなく、交感神経の機能が低下してしまうので、容易に血圧や心拍数が下がってしまいます。状況によっては心拍出量も危機的に下がってしまうので、これらをきちんと管理しなければいけません。

　それから、Disfunction CNS についてです。CNS に限らず、全身麻酔をするとかなり大きく神経機能が働かなくなってしまいます。全身に麻酔がかかっている状態をイメージするとなんとなくわかってくると思いますが、痛みを感じないのは知覚神経が働かなくなるからです。意識がなくなり、体動がなくなります。それから、交感神経が働かなくなりますが、これらに対しての防御がまったくなされていません。ですから、D の機能不全のところに「神経−筋が働かない」と書いたのはそういう理由です。

○ 体温が下がると回復が遅れる

　では、その神経系の反応の結果をモニターしているのは、血圧や脈拍、それから体温ということになります。意識に関しては脳波、筋力については筋弛緩の程度を見るというわけです。

　麻酔からの回復を見るには、生体機能がきちんと戻ってきたかということを見る必要があります。麻酔が醒めたということを見るには、意識があるとかしゃべれるとかだけでなくて、きちんと体の機能が正常に戻ったかを確認する必要があります。

　低体温をそのまま放置すると、すべての機能が低下します。低体温では、麻酔からの回復過程が遅れるため、離床も遅れます。麻酔や手術での低体温の問題点はそこにあります。

　エビデンスとしては、創傷治癒が遅れたり、術後出血などの合併症が増えるとされています。しかしそれ以上に問題なのは、体温が低いまま放置するということは、覚醒が遅れて、正常な状態に戻ることを阻害するということです。術中に体温を下げることがどれだけ悪いかを考えなければいけません。それについて考えないことは低体温が継続することによる機能不全を認識していないことになります。

　体温に関しては、まずプレウォーミングなどの体温が下がることを防止する対策をとる必要があります。術中には連続的にブランケット加温をしなければなりません。筋弛緩に関しては、筋弛緩薬を使ったら、きちんと筋弛緩が戻っていることを確認しなければいけません。また、脳波上、麻酔が醒めていることを、きちんと確認します。それが神経機能

不全に対してわれわれができるモニタリングです。

◯ 麻酔中の体は無防備な状態にある

　手術や麻酔の過程では、いろいろなものに曝露されています。もっとも曝露が大きなものは外傷・出血です。手術侵襲に対して生身の患者さんは無防備です。一部は麻酔で防御できますが、前述のように麻酔自体も悪いことをします。それから感染にも弱いです。体温管理においては、手術室での手術中の患者さんは、ほぼ裸になっていることに加えて、麻酔をかけて体温保持が立ち行かない状態になっていることが大きな問題です。

　手術医療で目指すべきは、社会生活に、早く戻れるということなのです。早期離床ということがいろいろなところで言われていると思いますが、手術をした直後からきちんと機能が戻っていることが大前提になります。

　このような早期離床のための対策は、実は術前や術中から始まっているのですが、そこをきちんとモニタリングしておらず、きちんと担保されていないために回復が悪いことに考えが及ばないのです。手術室の看護というのは、最終的にしっかりとした生体機能回復を目指すことに行きつくのだと思います。まだあまり認識されていませんが、術後をみているメディカルスタッフは、手術室できちんとしたケアがなされることを望んでいると思います。

　ですから、術前、術中、術後という単位を周術期——看護師さんたちの世界では周手術期——といいますが、これらがワンセットになっていなければいけなくて、特にその中でも、手術室の中で、どれだけクオリティーの高いことができるかということです。

そういうことを考えると、術後の生体機能の回復については、神経 −
筋の機能がもとに戻らないこと自体が問題です。だから、体温管理や、
筋弛緩、脳波についても麻酔科医以外のメディカルスタッフも知るべき
なのです。

②麻酔がかかっている患者は、どうして保温だけではダメなのか？

○ 保温だけでなく、加温が必要

これは何回も言いますが、麻酔がかかっている患者さんはどうして保
温だけではダメなのかというと、筋肉を震わせることができなくなるた
め自分では熱がつくれないからです。寒さを感じないので、熱をつくろ
うとしないのです。痛みを感じないということは、寒さも感じないとい
うことです。

寒さを感じないと、体温を保持しようとするトリガーが起きません。
寒いというトリガーが起きないから、血管は開きっ放しで熱はどんどん
中から外（中心から末端）に逃げていきます。普通は、寒いと体表面の
血管をぎゅっと締めて、体温が逃げないようにします。だから寒いとこ
ろに行くと、血圧が上がります。麻酔中には、そういうことが起きませ
ん。それから、シバリングも起きません。筋弛緩薬を使ったら、シバリ
ングはもっと起きません。麻酔薬や筋弛緩薬で、そういう状態にしてし
まっているわけです。

観察していると、術中は加温していても最初は体温があまり上がらな

いのですが、麻酔の終わりぐらいになって、麻酔を浅くしてくると急激に体温が上がってきます。覚醒してくると体温が上がってくるんですね。これは自分で寒いと感じて、少しずつ熱をつくり始めているということです。震えないけれども、非ふるえ熱産生がおそらく起こっています。そして体温が上がってくると代謝も上がってきます。そういうこともあり、麻酔の覚醒間際にぐっと体温が上がってくる現象がよく観察されます。

◯ 体温の推移を観察する

　例えば麻酔の導入が長いと、知らず知らずのうちに、驚くほど体温が下がっています。体温モニターは、麻酔導入後に、しばらくしてからつけていませんか？　麻酔導入の最初からつけましょう。例えば麻酔導入中に導尿したときに尿道カテーテルに体温計がついていれば、最初の温度がわかります。

　カテーテルに体温計がついたものでもよいですし、額に貼って深部温を測るようなもの、鼓膜で温度を持続的に測るものがありますから、それを早いうち、麻酔導入の間（始め）から見ていると、体温（中心温）は実はあまり下がっていないことが多いです。

　導入時間が長ければ長いほど、体温は下がってきます。ですから、中枢温を測定する体温計をつけた時点で、36℃台前半や35℃台になっていれば、かなり冷やしてしまっているということになりますね。

　そこまで下げてしまうと、今度は1℃上げなければいけません。37℃が正常値なので、1℃上げようと思うと、温風式ブランケットをうまく使ったとしても普通は2〜3時間かかります。中枢温が上がらないまま麻酔が醒めてくると、最後にシバリングが起きたりします。シバリングで体温が上昇して機能が戻ればいいのですが、うまく機能が戻らず回復

が遅れるということも考えられます。特に高齢者や心血管系合併症のある患者さんでは、問題です。

　ここまでで、体温を連続的に測定する意味は、もうわかったと思います。

◯ 体温低下の弊害

　体温低下の弊害は、**図5-2**のように要約されます。体温が下がっている最中に突然麻酔から覚醒（意識が回復して寒いことに気がつく）と、低体温でシバリングが起きます。シバリングが起きると同時に末梢血管がぎゅっと収縮します。それが持続的にひどく起こると、創傷治癒の遅延率が上がったり、感染につながったりします。

❖末梢血管収縮（末梢循環不全）→ 創傷治癒遅延・感染
❖免疫機能低下→ 〃
❖術後蛋白代謝抑制→ 〃
❖心収縮力抑制、心筋虚血の発生頻度増加
❖血小板、凝固因子の機能低下（出血量増大）
❖薬物代謝の遅延（覚醒遅延）
❖シバリングによる酸素消費量増加
❖酸素運搬能低下
❖不快感、悪寒

図 5-2：体温低下の弊害

　当然ですが、術中も含めて体温低下が続けば、免疫機能が低下して、そこからもとに戻るのに時間がかかると考えられています。代謝にも抑制が起こって、創傷治癒が遅延します。

　もっとも大きな問題としては、心筋虚血の発生頻度の増加が挙げられます。それから、術中も含め長時間体温低下が続くと、凝固能が低下するので出血量の増大につながるとされています。それから、もっともよくないのは、薬物代謝が遅延するため、脳神経機能がもとに戻らず覚醒遅延になることです。

○ 侵襲が大きいほど体温も低下しやすい

　特に最近は、高齢者に大侵襲の手術もしくは長時間の手術をすることが増えています。低体温はそういう人たちでは覚醒遅延から、せん妄になる理由のひとつではないかということです。

　それから、高齢者だけではなくすべての人で、シバリングによって酸素消費量が増加します。酸素供給が間に合わず低酸素になることには、弊害がたくさんあります。

　結局、低体温にすることが患者さんの回復を阻害しているわけです。体温低下というのは、手術室のケアでの一大テーマだと思います。アメリカでは、中枢温が36℃を切ったら、一番安い保険では保険金が支払われないというのを聞いたことがあります。

　ですから、プレウォーミングという概念が積極的に導入されていて、術前から体温を温めておいて、下がらないようにしようということが通常行われています。

○ 手術室は寒い

　中枢温や核心温は通常37±0.2℃に保たれていますが、麻酔をすると37℃にはとどまってくれません。麻酔を導入すると最初の1時間で1℃以上下がるといわれています。

問題の１つは、手術室の環境です（**図5-3**）。なぜかというと、患者さんが横たわっている手術台のところは手術室の中でもっとも寒いところだからです。上から室温（時には冷たい）層流が吹きつけています。患者さんが置かれているところは手術室の中でもっとも清潔なところです。ですから麻酔科医で寒さが苦手な人は、隅っこのほうで小さくなっているのをよく見ると思います。隅のところが一番暖かく、手術台の上が一番寒いです。手術台に近づけば近づくほど寒いです。そういうところに患者さんが横たわっています。被覆なしだと、どんどん熱が逃げてしまいます。麻酔をかけられているため熱が逃げることに対して自分では防御をしようがありません。加えて患者さんは裸なのです。

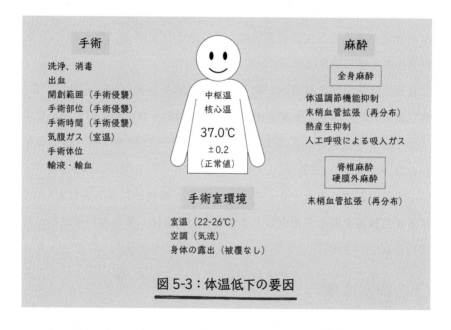

図5-3：体温低下の要因

◯ 脊椎麻酔や硬膜外麻酔でも低体温は発生する

　脊椎麻酔や硬膜外麻酔の場合は、体温に関係ないと思っている人は大

間違いです。麻酔がかかっている部分は神経がばかになっています。要するに、麻酔が効いていて痛みを感じない部分は寒さを感じませんし血管も締まりません。

　例えば、脊椎麻酔をしたときに、麻酔の領域が足先から胸まで上がっているとすると胸までは熱を感じないわけです。そうすると、その部分は寒さを感じないので本当は寒くても自分では体温を上げることができません。ですから、脊椎麻酔や硬膜外麻酔で体温が下がらないと思ったら大間違いです。広い範囲から熱は逃げていき、体温を上げるしくみが破たんして、体温は下がっていきます。

　では、いつ患者さんは体温の低下を感じるかというと、術後、麻酔が切れてきたころです。よく整形外科でルンバールなどをした患者さんは、午前中の手術であれば昼すぎから夕方ぐらいに病棟のベッドで震えて（シバリングして）います。元気な人ならまだいいのですが、高齢者でそんなことになっていたら大変です。結局このような状況が、全身の状態を悪くしているのです。

○ 体温低下の推移

　体温管理は手術室の中の一大テーマで、これがきちんとできるかできないかによって患者さんの予後が変わります。導入後の体温が最初の1時間で1℃以上下がるというのは、**図 5-4** の第1相のところです。第1相のところが一番急激に下がるところです。その後、第2相では少し緩やかになりますが、それでも結構下がります。何もしなくても、はじめの部分では、麻酔をかけるだけで1℃以上下がります。これは、熱の再分布によります。

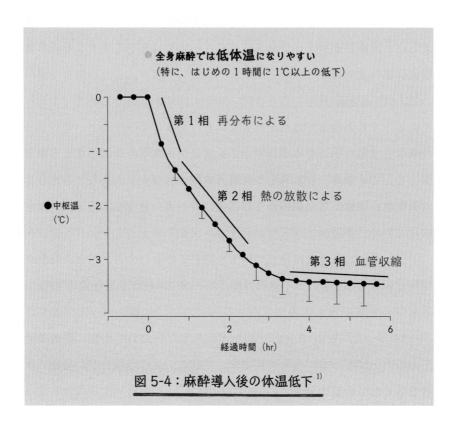

図 5-4：麻酔導入後の体温低下 [1]

　通常麻酔をかけないときは交感神経機能が正常なので、末梢血管は締まっていて、体熱が逃げるのを防いでいて、中枢温は37℃に保たれています（**図 5-5**）。けれども、麻酔がかかってしまうと、末梢血管が拡張します。そして麻酔により寒さを感じないので、どんどん熱が中心から末梢に逃げていきます。体の外側、体表面が冷えていたら、外側の冷たい血液と内側の温かい血液が混ざり合う（再分布する）ので、どんなことをしても体温（中枢温）は下がる一方です。これが、熱の再分布による第1相の体温低下のしくみです。

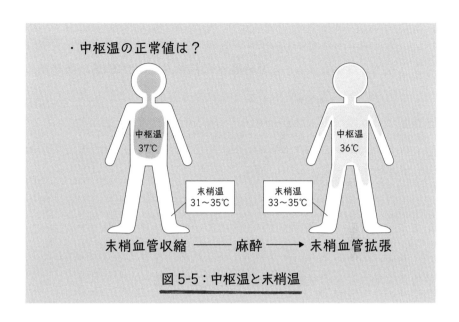

図 5-5：中枢温と末梢温

○ プレウォーミング

　第1相、すなわち麻酔のかけ始めでは再分布によって中枢温が下がることを見ているわけです。加温しなければ、末梢温にどんどん近づくということです。自分では熱をつくらないから、麻酔をした瞬間から体温低下は始まっているのです。再分布による中枢温低下を防止するために考え出されたのが、プレウォーミング（**図5-6**）というもので、麻酔をかける前に体の表面を温めて、末梢温を上げて末梢側に熱をためておくことです。

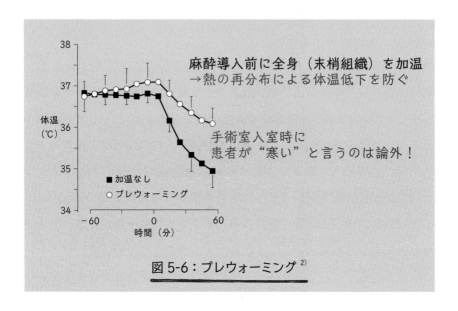

図 5-6：プレウォーミング[2]

　熱の再分布抑制の研究は 2001 年、今から 20 年も前に実施されています。今ではプレウォーミングは常識になっているのですが、あらかじめ末梢を温めておけば体温（中枢温）は下がらない、麻酔による体温低下は防止できます。15〜30 分間、手術の前に全身を温めておけば体温低下は防げるということがわかっています。

体温調節の役割を担う器官とそのしくみ

　体温調節は、主に視床下部というところでなされているのですが（**図5-7**）、ここだけが関与しているわけではなくて、麻酔がかかったときにはすべての組織の感覚がなくなります。末梢組織の皮膚や、深部組織、脊髄、脳の一部にもやはり体温を感知するところがあって、そういうところの感知がすべて抑制されます。麻酔から覚醒してくると、そういうところが復活してくるので、寒さを感じるようになります。

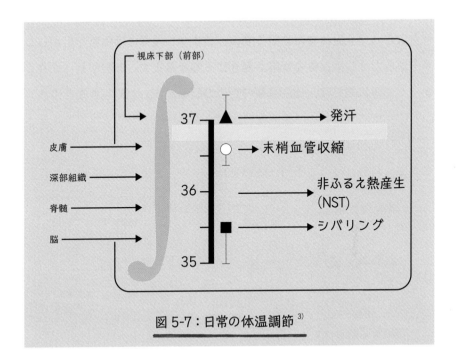

図 5-7：日常の体温調節 [3]

　そして、中枢温が37℃を大きく下回ると、末梢血管の収縮が起き始めます。もっと下がると、非ふるえ熱産生、もっと下がるとシバリングになります。震えていなくても熱を産生するのは、この非ふるえ熱産生が起きています。熱をつくるときには酸素が必要です。エネルギーと酸素が必要になるので、シバリングが起きるような状態では、体への負担が激しくなります。体温は下げないことがもっとも大事です。

◯ 麻酔中は体温の幅が変化する

　図 5-8 を見ると、37℃のところが中枢温のセットポイントだとします。術前では、シバリングが発生する値がこの間の36℃より少し下ぐらいだとすると、普通は0.2〜0.3℃の間ぐらいで調整するように体が働くの

ですが、麻酔をすると、ここの閾値が広がって、体温が上がっても、血管が広がったり発汗したりしません。つまり、通常では体温が上がったり下がったりして起きる反応が起きにくくなります。麻酔がしっかりかかっている状態では、体温調節のための反応がまったく起きません。

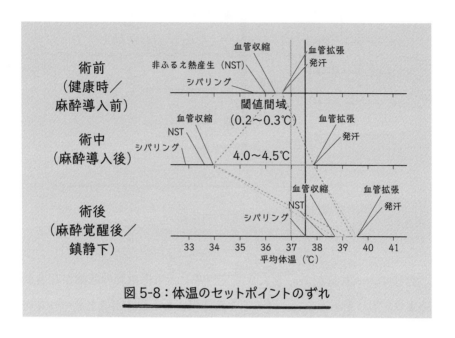

図5-8：体温のセットポイントのずれ

けれども、麻酔を覚醒させたとき術後には、手術の種類によってこのセットポイントが体温の高い方にずれていることがあります。眼科の手術などではあまりないと思いますが、体幹部の深部手術、例えば、膵臓や、食道、大腸などの侵襲が大きな手術をすると、セットポイントが体温の高い方にずれていきます。セットポイントが高い方にずれているのでこれらの手術後にセットポイントのずれを考えずに麻酔を覚醒させるとシバリングを起こします。そういう症例においてもっと加温して中枢温を上げて覚醒させなければいけないということです。

　基本的に麻酔から醒めて激しいシバリングが起きている場合、体温を
シバリング閾値以上に戻さない限りは通常は止まりません。その場合に
は、もう1回麻酔をかけ直せばシバリングは止まります。その間に体温
を上げれば、次に覚醒したときはシバリングを起こさない状態になりま
す。

　低体温を起こしやすい手術では体温のセットポイントのずれが起きて
いることを忘れないようにしましょう。

③体温を下げないための加温と保温

○ 手術中に行うべき対策

　それでは、できる対策は何かというと、患者さんの体を術中に十分加
温することです（**図 5-9**）。それから、輸液や輸血の加温です。冷たく
ないほうがいいので、急速に輸液するときにはあらかじめ輸液ボトルご
と加温します。ゆっくり輸液するときにはあまり関係ありません。

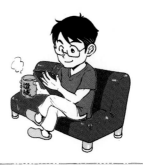

　本当に大量に輸血や輸液を入れるときには、回路ごときちんと温める
システムがないといけません。大侵襲の手術で出血して、大量に輸血を
しなければいけないような場合は、回路加温システムが特に必要です。
しかし最近は患者さんの体を温めるほうが重視されていて、ウォーミン
グシステムというと、温風式加温装置でブランケットを加温するものを
指します。

　ほかには、人工鼻で吸入ガスを加温したり、アミノ酸輸液をしたりす
る手法です。

　加温できない部分には、保温を併用します。それから手術侵襲を下げ
るというのも 1 つの手です。

　あとは、患者さんが麻酔にかかる前や麻酔から覚醒する前には、室温
を上げます。実際に室温を 35℃ まで上げることはないのですが、室温
を上げると全体的に血管が拡がって体温も上がるということがわかりま
す（図 5-10）。

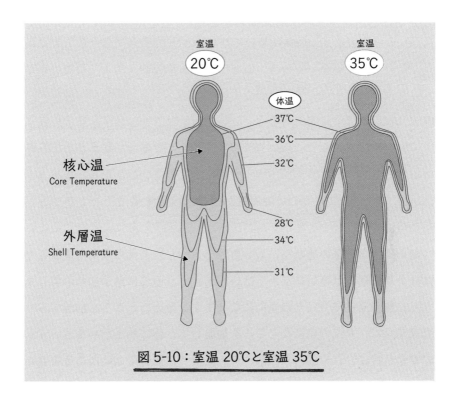

図 5-10：室温 20℃と室温 35℃

⭕ 温風式加温装置

　それから、温風式加温装置のブランケットの注意点です（**図 5-11**）。よく末梢を温める人がいます。末梢組織が非常に冷たいのに末梢のみを温めても効果はありません。もともと冷えているということは末梢血管が締まっています。血流のよくないところを温めると、熱がその部分にとどまりやけどの原因になります。

❖ ホースが直接人体に接触しない

❖ 血流のよい組織を加温する

　（大動脈遮断時、血管遮断時は末梢は加温しない）

❖ こたつではない

　（冷えたところを加温するのではない）

❖ 蓄熱である

　（血流の豊富なところを加温して熱を体にためる）

図 5-11：温風式加温装置の注意点

　例えば、大動脈の遮断や、太い血管を遮断したときの末梢（遮断した部分より末梢）は絶対に温めてはいけません。そこに熱が加わってしまうと、熱が滞ってやけどの原因になります。冷えたところを加温するのではなくて、血流の豊富なところを加温して、体に熱をためるというものです。特に、首や脇、大腿部、脚の裏など、血管の太いところを含めて加温するのが大切です。

　また、加温する面積を稼いでなるべく広い範囲を温めます（図5-12）。面積を稼ぐのと、血流のよいところを徹底的に温めることが必要です。

❖ 面積を稼ぐ

❖ 血流の良いところを温める

❖ 温風を直接、身体に当てるのではない

❖ 伝導ではなく、対流によって温める

❖ 身体の周りに、暖かい空気の層をつくる

図 5-12：正しい温風加温装置の使い方

○ 伝導ではなく対流で温める

　直接温風を体に当てる（伝導）のではなくて、対流で温めます。ブランケットの上に物を置いたり、ブランケットの下に布を敷いたりする人がいますが、これは絶対にダメです。ブランケットは中を温かい空気が対流し厚みがあるので、ブランケット下面と体が接触しないようにします。つまりブランケットと体の間にはなるべく空洞をつくるということです。体とブランケットの間に空洞をつくって、その間には何も入れません。上から押さえつけてしまうと、空気が対流しなくなります。

　対流と伝導の違いについて説明します。布団乾燥機はやけどをしません。布団乾燥機をつけながら布団に寝ている人はいないですね。布団乾燥機というのは、暖かい空気を含んだシートを布団と布団の間に挟んで、布団自体を熱の伝導で乾燥するしくみです。伝導の場合には接触します。しかし、温風式加温装置は対流ですので空気の流れを阻害してはいけません。

　ですから、体と加温ブランケットの間に空洞をつくるということがもっとも大事です（図5-13）。

❖体と加温ブランケットの間に空洞をつくる
❖温風による対流で温める
　上にも下にも布をかけない
　押さえつけると温風が孔からでない

❖面積を稼ぐ
　・30％以上

図5-13：温風式加温装置のポイント

❷ なるべく広い面積を覆う

それから、温風による対流、ブランケットの上にも下にも布をかけないことに加え、加温面積を稼ぐというのが大事です（**図** 5-14）。

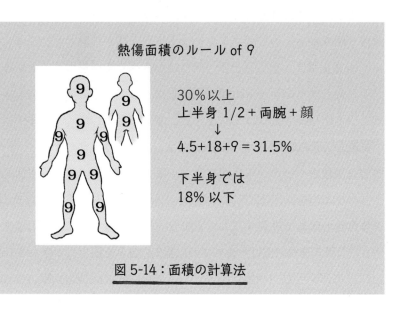

熱傷面積のルール of 9

30%以上
上半身 1/2 + 両腕 + 顔
↓
4.5+18+9 = 31.5%

下半身では
18% 以下

図 5-14：面積の計算法

上半身用ブランケットについては、顔にビニール（**図** 5-16 では顔にビニールをかけて熱が顔にも流れるようにしている）をかけていない人がいるのですが、上半身用をうまくかけると、その面積は、両腕が各9％、上体全部で9％なので胸までかけると胸部の9％のうち半分の4.5％です。9 × 2 = 18%、プラス 4.5%、顔にビニールをかけておくとプラス 9%なので、全体の 30%を超えます。下半身用ブランケットでは、ひざ下だけにしかかけないと 18%です。おまけに太い血管はひざの後ろにあるので、太ももの上（大腿動脈のある鼠径部の上）までかけないと意味がありません。

○ 実際の手術中の例

　実際の手術中では**図5-15**のようになってしまうことがあります。**図5-15**は顔にビニールをかけていません。ブランケットと体の間に布が敷かれています。こういうのはダメです。よいのは、<u>きちんとビニールで顔を覆っていれば、ビニールのあるところまで温かい空気が入ってくるので顔自体が温まります</u>（**図5-16**）。顔は結構、血流がよいので温まりやすい部位です。首には太い血管があり血流がいいところですので、右の図（**図5-16**）のように覆うのがよいでしょう。

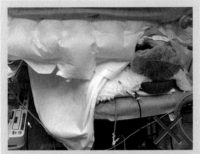

布がブランケットの下に
敷かれているのはダメ

図 5-15

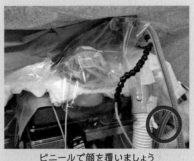

ビニールで顔を覆いましょう

図 5-16

それから、**図5-17**は右下側臥位の写真です。側臥位のときは、上半身の上の部分を覆うようにかけて、側面にはビニールをかけて、"ビニールハウス"のようになっています。この中に手を突っ込んでみると、空洞（ブランケットと体の間）全体が温かいのです。背中のほうまでかけていると、背中も、顔も、首も温かいです。ただし、この方法は目が開いていると乾いてしまうので、目パッチをしておかなければいけません。

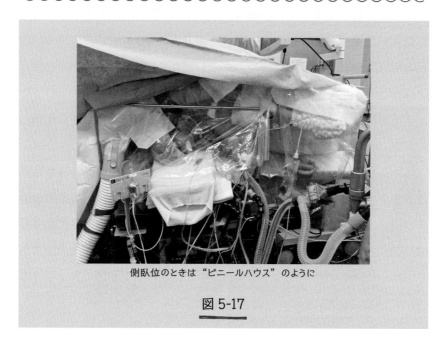

側臥位のときは"ビニールハウス"のように

図 5-17

　図5-18のように横から見たときに、手が見えている、この部分が空洞になっています。仰臥位になったときに、「手の側からのぞいてみて、胸が見えるか」とよく言っているのですが、「胸が見えません」と言うのはブランケットを上から押さえすぎです。ブランケットを押さえるのではなく、隅を押さえて、真ん中の部分に空洞ができるようにすることが大切です。

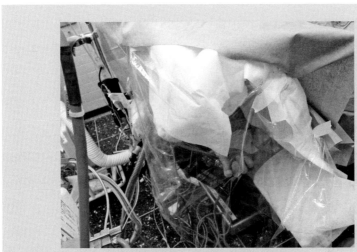

ブランケットは押さえすぎず、空洞ができるように

図 5-18

図5-19のブランケットの下面には小さい孔があって、ここから空気が出てきます。ビニールと体の間が空洞になっていないと穴から温かい空気が出てきません。ブランケットの下面にある小さい孔をふさいでしまうと、このブランケットの厚みのある上のほうに全部流れてしまいます。

　ビニールと体を離してやると、ブランケットの下面にある小さい孔から温かい空気が出て、ビニールの中全体に温かい空気がたまります。この温かい空気を逃がさないようにビニールをかけているというのが1つのポイントです。

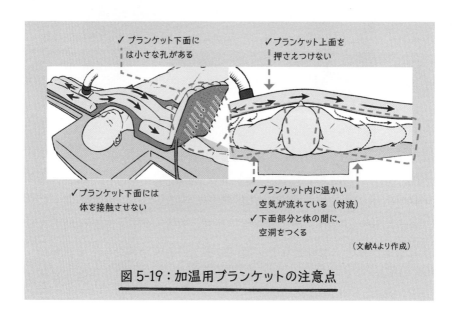

✓ ブランケット下面には小さな孔がある

✓ ブランケット上面を押さえつけない

✓ ブランケット下面には体を接触させない

✓ ブランケット内に温かい空気が流れている（対流）

✓ 下面部分と体の間に、空洞をつくる

（文献4より作成）

図5-19：加温用ブランケットの注意点

◯ 体温調節のための工夫

　このようなビニールのかけ方の工夫が、そのつど必要ですので、最近はいろいろなブランケットのかけ方の工夫がされていると思います。こういった工夫を実際にやってみると、今まで間違っていたことにも気づくでしょう。ブランケットの上から重たいタオルケットをかけたり、体の下にタオルを入れたりすると、タオルを入れたところの下は熱が伝わりませんので長時間冷たいのです。そのタオルが温まらないと、体には熱が伝わりません。逆に言うと、体に接触しているタオルが熱くなりすぎると伝導になって、低温やけどの原因になります。

　この"ビニールハウス"の中には、決して各種のコード類は入れないでください。この中に、心電図のコードが患者さんの体にくっついていると、そこに熱がたまってやけどの原因になります。流れる空気ではやけどの危険性は少ないです。

　特に加温装置内部の空気の温度は 40℃ ですが、吹き出し口に来たときには 37℃ ぐらいになっています。もともと中枢温を 37℃ にしたいのですから 37℃ 以下の空気を入れても全然温まりません。吹き出し口に来たときに 35℃ の空気だと、体温が 35℃ に下がってしまいます。体よりも高い温度で空気を回してやらないと温まりません。

きちんと
眠ったのか、
起きているのか

～脳波モニター・
筋弛緩モニター～

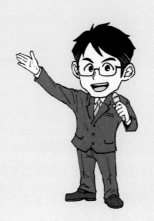

①きちんと眠ったのか、起きているのか

◯ 麻酔の効果を判定する

　現在の麻酔は、非常に複雑です。1つの薬だけで全身麻酔が完成する
わけではありません。鎮痛薬と鎮静薬と筋弛緩薬の3つを使って全身麻
酔をしています（**図6-1**）。

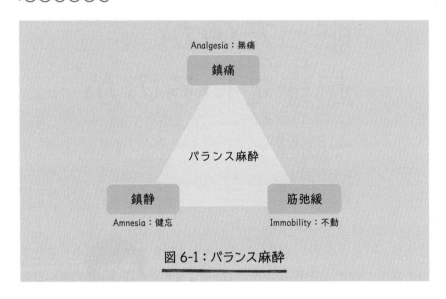

Analgesia：無痛
鎮痛

バランス麻酔

鎮静　　　　　　　　　　筋弛緩
Amnesia：健忘　　　　　Immobility：不動

図6-1：バランス麻酔

　この3つがきちんとバランスよく入っていないと、麻酔はどこかに無
理がきます。例えば筋弛緩薬は効いているのに鎮静薬がとても少ないと、
患者さんの意識が出て大変なことになります。術中覚醒です。
　では、鎮痛薬と鎮静薬の割合がうまくいっているのかどうか、きちん

と眠っているのかどうかは、どうやって確認しますか。起こしてみるわけにもいかないので、術中は脳の反応を見るしかないのです。額に手を当てて、この人はよく眠っているなとわかる人は誰もいません。脳波モニターを使います。

　では、筋弛緩はどうやって見るのでしょうか。麻酔がかかっているので、「手を握ってください」と言うわけにはいきません。

　それから、手をぶらーんと持ち上げて、これは筋弛緩がかかっているとわかりますか？　さらに筋弛緩は効いていても、それが手術に耐えられるほどの筋弛緩なのかどうかを確認する必要もあります。

○ 術中覚醒を防ぐ

　3つの薬のバランスが悪くて筋弛緩薬だけが効いていると、術中覚醒の可能性があります（図6-2）。全員がそうではないのですが、術中覚醒のハイリスク症例の場合は十分注意しなければいけません。ハイリスクの患者さんかどうかは、問診のみでは完全にはわかりません。麻酔をかけて術中に脳波モニターを見ながら判断するしかありません。

全身麻酔中に予期せず意識が回復し、顕在記憶（記述できる具体的な内容の記憶）が形成されて、それが術後に思い出される状態

【発生頻度】
◆0.1〜0.2%　　ハイリスク症例では 1〜1.5%
◆術中覚醒の約70%　　PTSD（外傷後ストレス障害）

図6-2：術中覚醒とは [1]

ハイリスク症例でなければ、脳波モニターをつけないで手術した場合、術中覚醒は 0.1〜0.2％の頻度で発生します。ハイリスク症例に関しては 1〜1.5％の発生頻度で、100 人に 1〜1.5 人ぐらいです。もし術中に覚醒してしまうと、そのうちの 70％が外傷後ストレス障害を発症するといわれています。

　術中覚醒は、全身麻酔中に予期せず意識が回復し、顕在記憶すなわち記述できる具体的な内容の記憶が形成されて、それが術後に思い出される状態です。術中覚醒になっても、それが PTSD にならなければ恐ろしい記憶がフラッシュバックしてこないのですが、PTSD になるかどうかは予見できません。

○ 術中覚醒のハイリスク症例

　では、どういう人がハイリスク症例かというと、**図 6-3** のような人です。このような人はたくさんいますが、これらは術前の問診などでわかりますね。ASA の high class で、PS Ⅳや PS Ⅴで、特に外傷症例です。外傷でⅣからⅤというのは、全身状態が悪く基本的には深い麻酔がかけられない状態です。全身状態が悪く、出血多量で瀕死の状態のため、麻酔がありかなしくらいで手術をするような場合ですが、それは当然といえば当然ですね。

❖ASA の high class PS IV-V（特に 外傷症例）
❖Rapid Sequence Induction（迅速導入）
❖女性
❖若年者
❖帝王切開などの産科麻酔
❖心臓外科麻酔
❖頭頚部手術麻酔（特に耳領域）　騒音や振動？
❖術中覚醒の既往、挿管困難の既往
❖薬物（ベンゾジアゼピン、麻薬、アンフェタミンなど）の長期使用
❖嗜好性（喫煙、アルコール）

図 6-3：術中覚醒のハイリスク症例

Rapid Sequence Induction：RSI というのは、いわゆる迅速導入です。フルストマック、つまり手術のときにおなかがパンパンだと、胃の中のものを吐くといけないので RSI を行うのですが、そのときに十分に麻酔薬が入らないままに導入が行われれば起きますね。また、女性や若い人は麻酔薬が比較的たくさん必要なので、その確率が高くなります。

他には、帝王切開などの産科麻酔で全身麻酔の緊急手術の場合です。心臓外科の麻酔で起こりやすいのは、心臓外科の麻酔は基本的に循環が虚脱しやすいのでどうしても麻酔薬を少なめに投与することになるためだと思います。

もう1つは、きちんと麻酔薬を投与していても、ふとした瞬間で起きてしまうというものです。例えば耳の手術でのドリルの使用や、整形外科の手術も起こりやすいといわれています。それから、術中覚醒の既往や挿管困難の人です。

フェンタニルパッチなどを貼っている人や、普段から麻薬を飲んでいる人、特に大量に摂取している人は、普通よりもたくさんの麻酔薬、麻薬が必要になります。ベンゾジアゼピン系の"眠剤"をたくさん飲んでいる人もなかなか眠りません。こういう人は、きちんと脳波を見ておかないと、ふっと起きてくることがあります。

ほかには、喫煙者や、アルコールをたくさん飲む人です。アルコールは静脈麻酔薬と交差耐性があるので、静脈麻酔薬が効きにくく、静脈麻酔薬がたくさん必要になることがあります。

◯ 術中覚醒の原因

術中覚醒の原因は麻酔薬が必要量投与されずに麻酔が浅い状態で手術が行われてしまうことです（**図6-4**）。どういうときに浅くなるかというと、もともと麻酔薬の必要量が多い人に少なく投与してしまう場合です。その他で問題なのは、自分ではきちんと投与しているつもりでも、ふとした瞬間に機器が止まって麻酔薬が入っていない場合です。シリンジポンプが止まっていたり、アルチバ®がトメチバになって（アルチバ®が流れているつもりなのに止まって）いたり、ミズチバ（アルチバ®の溶かし忘れ）だったりすると、手術中に痛いから起きてしまう状態になります。筋弛緩薬だけが投与されて動けないから痛いのを訴えられない状態です。

❖浅麻酔　　　　　　　　❖薬剤の投与ミス・機器トラブル
❖麻酔必要量の増加

図6-4：術中覚醒の成因

◯ 術中覚醒の事故調査

　イギリスで2014年に報告された、術中覚醒に関する、NAP5という調査によると、術中覚醒はなんと大半が導入時に起きているのです（図6-5）。

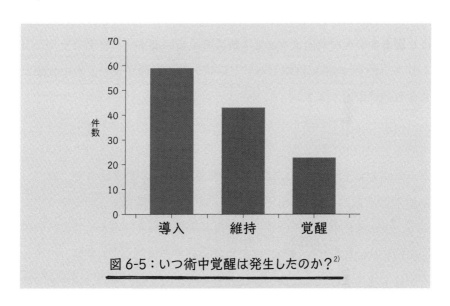

図6-5：いつ術中覚醒は発生したのか？[2]

　術中覚醒というのは手術中に起こると思うでしょうが、それは違います。術中に起こるのは、恐らく機器トラブルです。導入時に起こるのは、きちんと麻酔薬が投与されていないのに麻酔導入して、筋弛緩薬だけ先に効いてしまったというパターンです。なかなか眠らない人では、そういうときに起きます。だから脳波モニターをつけるのなら「起きているときからつけなさい」、筋弛緩モニターをつけるのなら「筋弛緩薬投与前からつけなさい」ということです。

　覚醒時に起きる場合は、思ったより早くに覚醒してしまって、もう麻

酔は醒めているのに、まだ筋弛緩が効いているというような場合です。ですから、覚醒させるときには「筋弛緩が切れてから麻酔を覚醒させなさい」といわれています。

　導入時に起こる場合（**図6-6**）ですが、導入時には、静脈麻酔薬を入れたあと、吸入麻酔に切り替えるときです。そこで麻酔維持薬を入れるのが遅かったり効いてくる前に麻酔導入薬が切れるのが早かったりすると、**図6-6** の線が交差する部分で醒めてしまいます。この現象を MIND THE GAP（その溝に注意しろ）といい、この時間が長いと術中覚醒となる可能性があります。

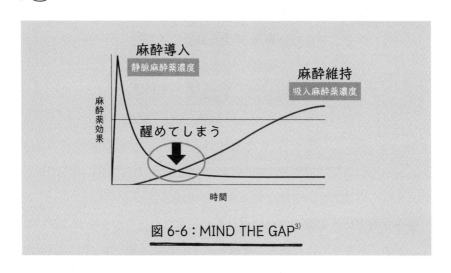

図6-6：MIND THE GAP[3)]

○ どのように確認するのか？

　導入時にきちんと眠ったことを確認していればいいのではないかと思われるでしょう。脳波モニターがついていないとすると、どうやって確認すればいいでしょうか。返事をしなければ眠ったと思ったり、睫毛反射がなくなれば眠ったと考えたりしますが、筋弛緩薬を入れたあとは、

この方法では一切わからなくなります。筋弛緩薬を入れると当然しゃべりません。睫毛反射もありません。ということは、頼りになるのは脳波しかありません。

　「吸入麻酔薬を使うからいいよ」と言っている人は、絶対ダメです。機器のトラブルがあって麻酔導入薬が入っていなかったらどうしますか。脳波モニターをつけていると、そのことに気がつくことがあります。私も何回か脳波モニターに救われたことがあります。患者さんの脳波をふと見て「あっ、醒めてきている」と思ったら、点滴漏れで麻酔薬がきちんと投与されていませんでした。看護師さんと「患者さんがなかなか眠らないんですけど」「確かに脳波も抑制されないよね」という会話をしていたら、点滴が漏れていました。その人は術前に皮下気腫が手まで来ていて、点滴が漏れていてもわからなかったのです。脳波をぱっと見たら、数値がおかしかったので助けられた、ということがありました。

② BIS 値と鎮静状態

⭕ BIS 値を見る

　脳波というと BIS モニターですね（**図 6-7**）。基本的には画面左上の BIS 値を見ればいいでしょう。この数値が下がっていけば、麻酔がかかっているということです。しかし、実際に術中覚醒を防ぐには、数値の右にある窓の脳波波形を見なければいけません。脳波がきちんとしていたら BIS 値が 48 などでもいいのですが、脳波がきちんとした波形でないのに 48 などと出ることがあります（**図 6-16**）。

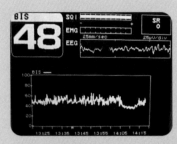

EMG 筋電図

EEG 脳波波形

SQI Signal Quality Index

BIS 値	状　態
100	完全覚醒
80〜90	覚醒の可能性あり
70〜80	強い侵害刺激に反応
60〜70	浅麻酔、健忘
40〜60	中等度麻酔、意識なし
< 40	深い麻酔状態
0	平坦脳波

SR supression ratio

直近 60 秒間で脳波が出なかった部分
平坦脳波が出現した割合（%）

図 6-7：BIS モニター

　図 6-8 のような状態を見たことがありますか。これは深すぎます。この図では脳波が下に表示されていますね。脳波はフラットです。フラットになると、必ず心電図が混ざってきます。心電図というのは脳波の100〜1,000 倍ぐらい強い信号なので、脳波が出ないときには心電図が見えるようになります。こうなると麻酔が深すぎるということです。脳波モニターでは深すぎるのも浅いのも波形を見ればわかります。

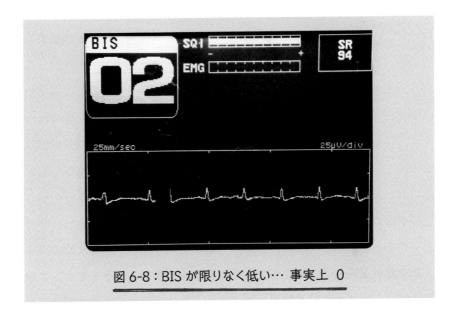

図 6-8：BIS が限りなく低い… 事実上 0

⚪ 脳波の基線に紡錘波があるかを見る

　図6-9 の BIS 値は 81 です。脳波に EMG（筋電図）が混ざっている
ので BIS が高く出ています。基本的に脳波は基線を見ます。基線から
大きく波がゆらいでいるときは、そこそこ麻酔がかかっているか、かか
り始めています。もう１つは、背が高い波（脳波）が連続して出ている
こと、この２つが大きなポイントです。

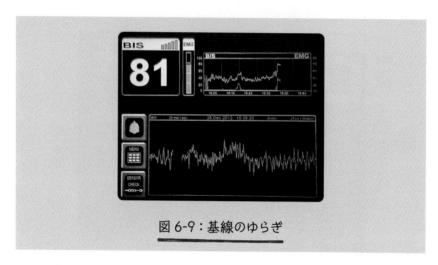

図 6-9：基線のゆらぎ

　BIS 値が 40〜50 になると**図 6-10** のようなパターンになります。基線がゆらいでいますね。基線の下のイラストは「ニョロニョロ」というのですが、このような形をしている紡錘波がたくさん出ています。ニョロニョロが集まって大きくなったり小さくなったりしたもののかたまりが紡錘波です。

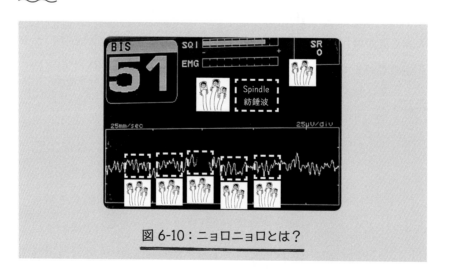

図 6-10：ニョロニョロとは？

　紡錘波はわれわれが眠ったときに出る波です。これが明らかに出ていて、基線がゆらいでいれば、この人はたぶん記憶がありません。眠っている状態です。**図6-11**は通常の睡眠時の脳波です。紡錘波は通常の睡眠時は時々しか出ないのですが、麻酔中はたくさん出ています。あの状態だと基本的には眠っていると思います。心電図の波形のように、眠っているときの脳波にも注意します。これがわかれば怖くありません。

睡眠の第二段階（Stage-2）を決定付ける律動波

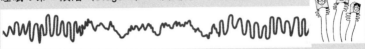

【周波数】
12〜14Hz
持続時間は 0.5〜2sec
睡眠が深くなると少し遅い（10〜12Hz）の Spindle が前頭部に出現

【分布】
中心・頭頂葉
α波の分布と異なり、かなり広汎性に出現（前頭極・前頭部・側頭部）
睡眠が深くなると前頭部に出現

図 6-11：睡眠時の脳波波形

某漫画でも「脳波はともだち、こわくないよ」と言っています（図6-12）。

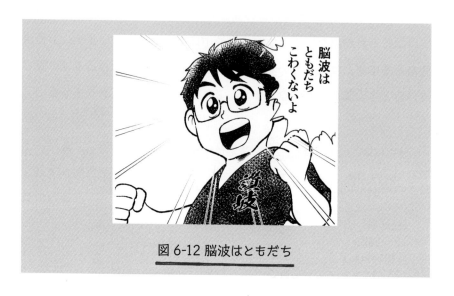

図 6-12 脳波はともだち

○ 基線のゆらぎ

　図 6-13 は麻酔が浅いときから非常に深くなったときまでの脳波の変化です。一番上**波形**①は、ほとんど覚醒しているときの脳波ですが基線がゆらぎません。真っすぐに背が低い波が並んでいます。

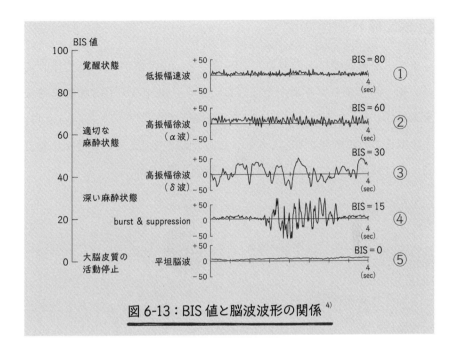

図 6-13：BIS 値と脳波波形の関係 [4]

　だんだん麻酔がかかってくると、**波形②**のように少し基線がゆらぎ始めて、背が高い波が出ます。**波形③**になると背が高くなってゆらぎのある幅が広い波になります。これだと少し深いので、**波形②**と**波形③**の中間くらいがよいですね。

　波形④はやりすぎです。脳波がフラットな部分があります。これはburst & suppression といって、麻酔としては深すぎる状態です。もっと深くなると、**波形⑤**のように平坦な脳波になります。ほとんどゆらぎがなくて真っすぐです。ここまでくるとさらにやりすぎで、危険です。大脳活動が停止しています。

　麻酔というのは基本的に脳が眠っている状態なので、**波形②**から**波形③**あたりのところが適切な状態です。

✷ BIS 値と記憶の関係

　モニター画面の左上の数値が BIS 値です。正常値が 40〜60 です。実は、40〜60 であれば意識がある人もいます。40〜60 の BIS 値で筋弛緩を入れずに、「ある反応が起きたら手を握ってください」と言ったら、手を握ることがあります。しかし、握ったことを覚えていません。覚えていなければいいのです。意識と記憶は別ものです。

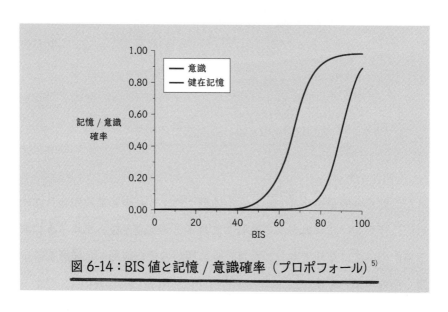

図 6-14：BIS 値と記憶 / 意識確率（プロポフォール）[5]

　図 6-14 赤線が、覚えているか覚えていないかの曲線（健在記憶）です。BIS 値 80 を超えたら、少し覚えている人がいます。左の黒線が意識です。意識はあっても思い出せないというのが左の線の BIS 値 40〜60 だということです。本当に 40〜60 が意識はあっても思い出せないかどうかは、脳波がさっきの波形になっているかどうかということです。少し基線がゆらいでいて、ニョロニョロがたくさんいる波形であればよ

いと思います。

◯ 筋弛緩薬のみを投与する実験

ここで重要な BIS に関する論文を紹介します（図6-15）。これはイギリスの権威ある麻酔学の雑誌に掲載されたものです[6]。20人ぐらいのボランティアに筋弛緩薬だけ投与して脳波を取ってみました。息が止まります。恐らく人工呼吸をしていると思いますが、麻酔をかけずに挿管したのか人工呼吸をしたのかはわかりませんが、これは非常に危険な実験です。

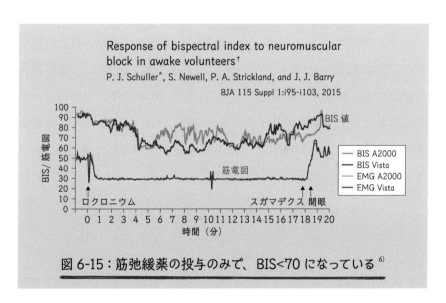

図 6-15：筋弛緩薬の投与のみで、BIS<70 になっている[6]

最初にロクロニウムを入れます。ロクロニウムを入れると筋電図は抑制状態になります。そうすると、なんと BIS 値は下がっていきます。筋弛緩薬を入れただけで BIS 値は下がるのです。60を切って、症例によっては50台になっているものもあります。しばらくすると上がって

くるのですが、でも 80 というような値ではありません。60 を切っています。最後に、筋弛緩薬をリバースするために、スガマデクス（ブリディオン®）を入れてやると、筋電図も戻って BIS 値も戻ってきます。つまり、筋弛緩だけでも BIS 値は下がるのです。驚きです。

③麻酔時の脳波に含まれる 2 つの波

◯ BIS 値だけではなく基線を確認しよう

「えっ、どうしたらいいの？」と思うかもしれませんが、対応は簡単です。図 6-16 は BIS 値が 52 ですが、波形を見てください。基線が真っすぐです。ニョロニョロはいません。52 がウソです。ですので、数値だけを見て BIS 値を信じていると大変なことになります。52 と表示されていても、それは本当は、正しい値を示していないのです。

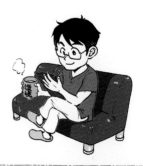

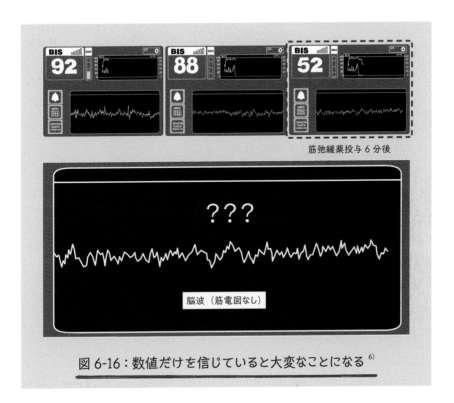

筋弛緩薬投与6分後

???

脳波（筋電図なし）

図 6-16：数値だけを信じていると大変なことになる [6]

　心電図でも BIS 値でも電気メスが入るとぐちゃぐちゃになって、とんでもない数値を表示することもありますが、心電図が乱れても、もっともらしい数字が出ることがありますね。それを見ているのと一緒です。数値だけを信用してはいけません。

　図 6-16 を見ると、明らかに変でしょう。ニョロニョロが出ていませんので、これは本来の 52 ではないでしょう。80 や 90 でもいいような波形です。50 といったら、図 6-17 のような波形が出ていないとおかしいのです。基線がゆらいでいて、大きくなったり小さくなったりするニョロニョロ、紡錘波が出ているということが大事です。図 6-16 は脳波

の基線が真っすぐだから違和感がありますね。こういうところが大切です。正しい波形を認識すれば、BIS モニターはそんなに難しくありません。

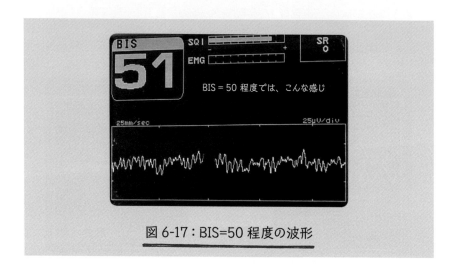

図 6-17：BIS=50 程度の波形

　BIS 値だけを見ていてはいけません。同じ BIS 値であれば脳波は同じ状態というわけではありません。いろいろな薬を投与して、手術刺激が加わった結果としてあの BIS 値が表示されているので、きちんと眠っているかどうか、麻酔がかかっているかどうかは先ほどからの2つのポイントを確認する必要があります。「紡錘波がたくさん出ていること」と「ゆらいでいること」、この2つがあればまず大丈夫です。

◯ 紡錘波と基線のゆらぎの2つの波

　この2つの波は、デフォルメして描くとこういう形になります（図6-18-A）。ゆらいでいる（δ波）のと、ニョロニョロ（α波）の2つの成分でできています。1 Hz というのは1秒間に1回波がくるというこ

とです。これがゆらぎです。10Hz というのは、1 秒間に 10 回波がくる
ということです。

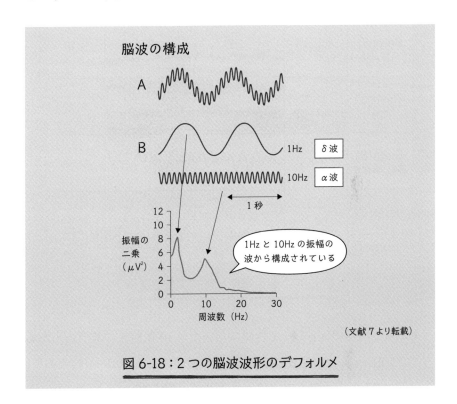

図 6-18：2 つの脳波波形のデフォルメ

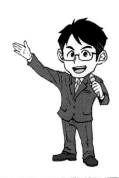

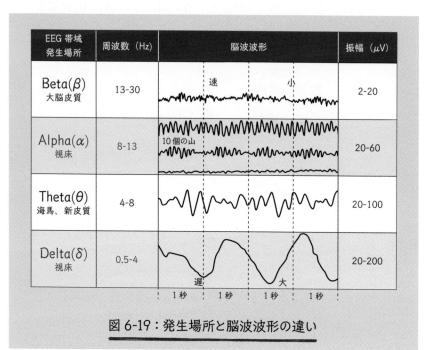

EEG 帯域 発生場所	周波数（Hz）	脳波波形	振幅（μV）
Beta(β) 大脳皮質	13-30	速　　　　小	2-20
Alpha(α) 視床	8-13	10個の山	20-60
Theta(θ) 海馬、新皮質	4-8		20-100
Delta(δ) 視床	0.5-4	遅　　　　大 1秒　1秒　1秒　1秒	20-200

図 6-19：発生場所と脳波波形の違い

　上から 2 段目の α 波は、1 秒間にだいたい 10 個前後の波（山）があるので 10Hz ぐらいの速さの波です。最下段の δ 波は、0.5～4Hz なので、1 秒間に 0.5 から 4 個ぐらい波があります。図 6-19 の δ 波は、ちょうど 2 秒間に 1 個あるかどうかなのでだいたい 0.5Hz 前後の波だと思います。

　図 6-20 は 4 秒間の脳波波形です。BIS 値が 60 ぐらいのとき（上から 2 段目）でも紡錘波が出ています。ゆらぎは少ないですが、一応ゆらいでいます。小さくなったり大きくなったりする紡錘波があります。それと、全体がなんとなくゆらいでいます。BIS 値が 80 のとき（最上段）はゆらぎがありません。BIS 値が 30 のとき（上から 3 段目）もゆらいでいます。4 秒で 8 個ぐらいの大きい波が δ 波です。

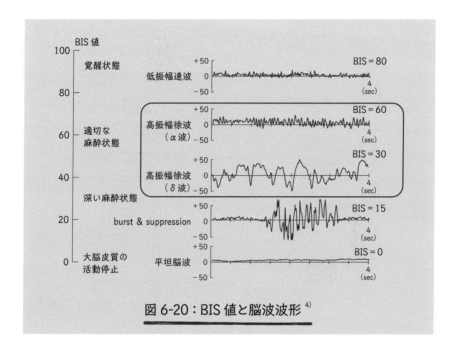

図 6-20：BIS 値と脳波波形 4)

◯ 2 つの波が合わさって、理想的な脳波が描出される

α波とδ波の 2 つが合わさったような状態、BIS = 60 と BIS = 30 の間ぐらいのところがいい感じです。BIS 値が 15 のときは burst & suppression で、フラット（平坦）な部分とバーストする部分がありますが、これは深くしすぎです。

なぜ入眠すると振幅が大きくなるかというと、錐体細胞というのが大脳皮質のところにあって、起きているときは隣同士が連絡し合わないといけないのです。この**図 6-21 覚醒・浅い眠りの場合**は、①の細胞と②の細胞と③の細胞は、バラバラに活動しています。①の細胞が起きているときは②の細胞は活動をやめているというふうに、活動の時期がバラ

バラなので、①と②と③を重ね合わせても、横に背が低い幅の細い波が広がるだけで背が高くなりません。

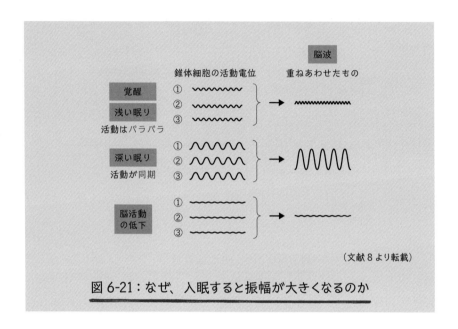

図 6-21：なぜ、入眠すると振幅が大きくなるのか

　眠りが深くなってくると、隣同士が同じ動きをしています。同じ動きというのは、要するに①も②も③も同じことをします。同じときに活動を始めて同じときに活動をやめる、つまり同期するわけです。そのため①と②と③を重ね合わせると背が高くなり、ゆっくりとした波になるわけです。

　脳の活動が、眠りの状態よりさらに低下してしまうと、①の細胞と②の細胞と③の細胞が全て静かになり平坦になります。平坦なものはいくら合わせても平坦です。最初は細かい背が低い波が横並びになっていたのが、少し幅の広い波が大きくなって、もう少し大きなゆらぎになり、最後は活動がなくなり真っすぐになります。

ですから、背が高くて、なんとなくゆっくりした波があるところがいいところです。それが基本的な脳波の見方です。これさえ見つけることができれば大丈夫です。

○ 術後せん妄を防ぐ

最初に、脳波を見るのに術中覚醒の話をしましたが、せん妄に関するガイドラインは、ヨーロッパで 2017 年に出ていて、脳波のモニタリングは推奨度 A になっています。脳波をモニタリングして麻酔中に深い麻酔をしてはいけないということです。深い麻酔をすることによって術後せん妄が増えるといわれています。

若い人に深い麻酔をしても意外と大丈夫ですが、高齢者では、せん妄が増えます。こういう研究では、高齢者とはだいたい 65 歳以上を指しています。65 歳以上の人にむやみに深い麻酔をしない、高齢者は麻酔薬を普通に投与していても深くなりやすい人がいるので、深麻酔では術後要注意です。

それだけではなく、術後せん妄を起こさないようにするためには、術中にきちんと持続的に鎮痛が入っていることや、術後の適切な鎮痛評価と処置が必要だとの記載があります。

術中にできることは、麻酔の深度のモニタリングをきちんとして、麻酔が浅すぎず深すぎない状態を保つことです。それから術中は持続的にアルチバ® などで、うまく鎮痛を行って手術侵襲をあまり受けないよう、しておかなければいけないとあります。

④神経刺激装置による TOF カウント

○ 筋弛緩モニターと神経刺激装置

　ここからは筋弛緩モニターのお話です。**図 6-22** は末梢神経刺激装置での反応です。AR 動画をご覧ください。

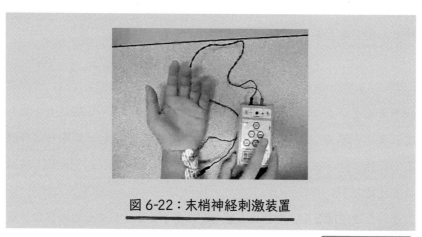

図 6-22：末梢神経刺激装置

AR動画 ▶

　この動画では筋弛緩薬が入っていないので、4回刺激したら、同じように4回指が動くのですが、筋弛緩薬が効いてくると、通常は同じように刺激しても反応がだんだん落ちていきます。4回刺激しても、1回目よりも2回目、2回目よりも3回目、3回目よりも4回目と反応が小さくなります。そのうち4発目が消えて、さらに深くなってくると3発目が消えて、そして2発目が消えて、1発目が消えて、最後は1発も出なくなります。それがTOF（train of four）カウントです（**図6-23**）。

　4発出ている場合、すなわちカウントが4であれば1発目と4発目の比を取ることができます。TOF%（TOFR）というのは1発目に対して4発目が34%あるということになります（TOFR 0.34）。4発出ていないときは、TOF%（TOFR）は表示されません。

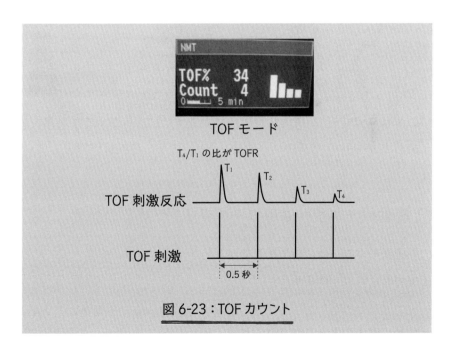

図6-23：TOFカウント

図6-23 は 5 分に 1 回の刺激で、時間がくれば、勝手に調べてくれます。図6-24 の写真を見るとセンサーが親指についているので、こういう TOF%や Count が表示されます。

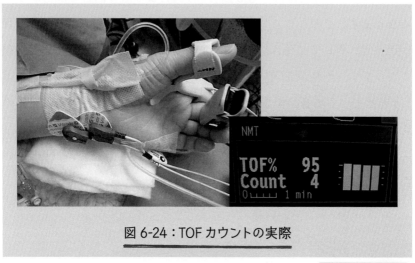

図 6-24：TOF カウントの実際

AR動画 ▶

　これはほぼ完全に TOF%が戻っています。Count が 4 で 4 発出て、1 発目と 4 発目の比が 95%（TOFR 0.95）です。筋弛緩が回復しています。

◎ 筋弛緩モニターはいつモニタリングするのか？

　筋弛緩モニターは、筋弛緩薬を使うときには、つねにモニタリングをしていなければいけません。

　麻酔の導入のときには TOF カウントが 0 発になったら、挿管操作をしてもいいだろうということです（図6-25）。しっかり筋弛緩がかかっ

ています。麻酔の維持中は、カウントの2発目が出たら入れます。

タイミング		TOF カウント	TOF%
麻酔導入		0/4	0%
麻酔維持 筋弛緩薬の追加	開腹 頚部手術など	2/4	―
	深い筋弛緩	PTC 5 以下	―
筋弛緩の拮抗	アトワゴリバース®	4/4	40% 以上
	ブリディオン® 2mg/kg	2/4	―
	ブリディオン® 4mg/kg	PTC 2	―
抜管時		4/4	100（90）% 以上

カウントの 4 発目が出なければ TOF% は 0%

図 6-25：麻酔の各タイミングと TOF の目安

　それから、深い筋弛緩が必要な場合は PTC（Post Tetanic Count）という別のモードで、これは5発以下となるように筋弛緩薬を入れます。PTC は、TOF が1発も出ないときの筋弛緩を評価します。

⚪ 筋弛緩はいつ拮抗するのか？

　筋弛緩を拮抗するとき、いつになったら筋弛緩を拮抗できるかということですが、アトワゴリバース®のときは、4発中4発出て TOF％が40％になったときです。ブリディオン®では、4発中2発出ていたら体重当たり2mg、1発も出なくても PTC が1〜2発出ていたら、ブリディオン®を4mg/kg、を入れてリバースします。

　麻酔から戻って、抜管や覚醒をするときは、4発中4発出ていて、TOF％が90％以上（もしくは100％以上）になっている必要があります。

○ PTC (Post Tetanic Count)

　PTC というのは何かについてお話しします。TOF カウントが 0 のとき、1 発も反応しない、通常の TOF で反応しないときは、50Hz のテタヌス刺激という非常に強い刺激を 5 秒間与えます。そうすると神経筋接合部からアセチルコリンという伝達物質がたくさん出て、一瞬、神経筋接合部に入っている筋弛緩薬がアセチルコリンに負けて外れてきます。

　その後、普通の刺激を与えると、外れている間は反応するようになります。15 発出て 15 発出たらほとんど次の TOF の 1 発目は出るといわれているのですが、それが何発出たか、それが 1 発も出なければ PTC は 0 です。15 発カウントして 2 発出れば PTC は 2 となり、5 発出れば PCT は 5 になります。数が少なければ少ないほど筋弛緩薬がよく効いています。

○ テタヌス刺激

　PTC というのは特別なモードで、ドーピングのようなものです。テタヌス刺激という痛み刺激で局所の筋肉をぎゅっと収縮させて、アセチルコリンをたくさん出しておいて、そこから単発刺激をすると反応しやすくなります。それでカウントを見るという方法が PTC カウントです。ロクロニウム 0.6mg/kg 投与の場合、PTC が 5 以下であれば、バッキングが生じにくい、PTC が 2 以上あれば、スガマデクス（ブリディオン®）で 4mg/kg でリバースできるというようなことがわかっています。

　図 6-26 のように、ロクロニウム投与中で TOF が 1 発も出ないときは、先ほどのような非常に強いテタヌス刺激を与えます。そうすると、

5発以下では、次のT₁がいつ出るかというと、（TOFで1発目が出るようになるまで）あと7〜8分ということがわかります。9発出た場合は、すぐに（ほぼゼロ分）でT₁が出ることがわかります。

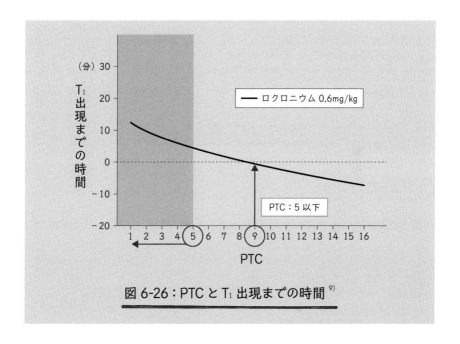

図 6-26：PTCとT₁出現までの時間 [9]

テタヌス刺激は50Hz、5秒の刺激です。50Hzは1秒間に50回刺激が加わるので非常に痛い刺激です（**図6-27**）。それを与えておいて3秒間休んでから、TOFのような刺激を1秒に1回の間隔で与える（twich）とそのうち何回反応するかということです。これをPTCカウントといいます。TOFでは、1発も反応しないというときに、PTCを行います。

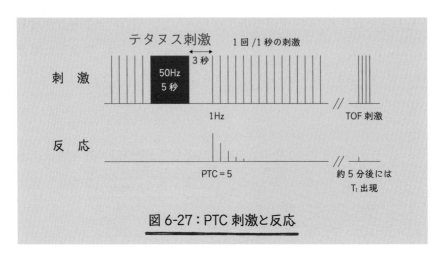

図 6-27：PTC 刺激と反応

⊘ TOF カウント

図 6-28 はブリディオン®の効能書きをわかりやすく表示したものです。

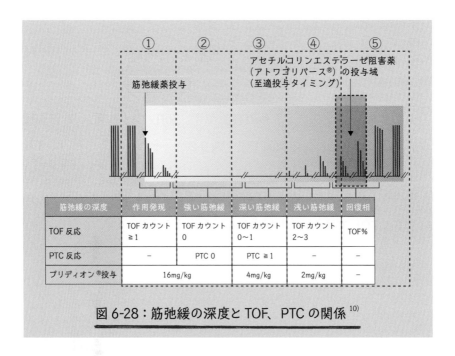

筋弛緩の深度	作用発現	強い筋弛緩	深い筋弛緩	浅い筋弛緩	回復相
TOF 反応	TOF カウント ≧1	TOF カウント 0	TOF カウント 0〜1	TOF カウント 2〜3	TOF%
PTC 反応	−	PTC 0	PTC ≧1	−	
ブリディオン®投与	16mg/kg		4mg/kg	2mg/kg	−

図 6-28：筋弛緩の深度と TOF、PTC の関係[10]

　TOF カウントが１よりも大きいとき（**図 6-28-**①）は TOF でよいの
ですが、TOF でカウントが１発も出なくなったときは PTC で評価する
のですね。TOF カウントが０かつ PTC が０になるパターンを**強い筋弛
緩**（②）といいます。次の、TOF カウントが０から１発出るか TOF
カウントが０で PTC が１発以上を**深い筋弛緩**（③）といいます。それ
から TOF カウントが２発から３発出れば浅い筋弛緩（④）です。それ
以上 TOF カウントが４回出るときを回復相（⑤）といいます。

　あまり筋弛緩が必要でないときは浅い筋弛緩でもいいのですが、絶対
にバッキングさせたくないようなときには強い筋弛緩にします。痛み刺
激があり局所の筋肉が収縮してアセチルコリンが出ても、強い筋弛緩で
あれば反応しない（PTC が０）のでバッキングしません。しかし、強
い筋弛緩より弱い深い筋弛緩であればバッキングする可能性があります。
要するに PTC に反応するということですから。

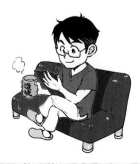

○ ブリディオン®の投与量

　では、ここまで深い筋弛緩がつねにいるかというと、そうではありません。強い筋弛緩レベルからのリバースには、ブリディオン®が16mg/kgも必要です。

　2019年の1月か2月ぐらいに、ブリディオン®を入れても筋弛緩が戻らず、病棟に行って呼吸が止まったという症例報告がありました。それを解析してみると、筋弛緩薬ロクロニウムをくり返したくさん使っているのにきちんと筋弛緩の深度の評価をしておらず、盲目的に1バイアル入れて病棟に帰していたという症例がほとんどです。

　きちんと筋弛緩モニターで筋弛緩が戻っているかどうかを見ないと、追加投与がいるかどうかはわかりません。特にたくさん使った場合や強い筋弛緩のような状態にしたときには非常にたくさん筋弛緩薬を入れているはずなので、そのときに1バイアル（200mg）で足りなくて、2バイアル、3バイアルと使うことがあります。きちんとTOFが90%以上戻っていなければ、さらに追加が必要です。足らなければ病棟に帰ってから、また力が抜けてしまって、筋弛緩状態に戻ってしまう（リクラリゼーション）も考えられます。

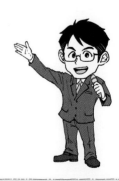

6時間目　きちんと眠ったのか、起きているのか

⑤筋弛緩からの回復の評価

◯ 筋弛緩薬の残存がないことを確認するには

　昔は、頭部挙上ができたらいい、舌だしができたらいい、握手ができたらいいなどといわれていました。**図6-29**が表わしているものは、握手ができる状態でも、こんなにばらつきがあります。100%握手ができるようになるためにはTOFR 0.8以上ですが、TOFR 0.4ぐらいでも舌だしはできます。一回換気量は、ほとんどの人が0.4ぐらいで正常になってきます。頭部の挙上も8割ぐらいの人は0.4ぐらいで正常になります。けれども、今求められているのはTOFR 0.9以上、90%以上なので、臨床的には複視がないことのみが判断基準になりうるということです。

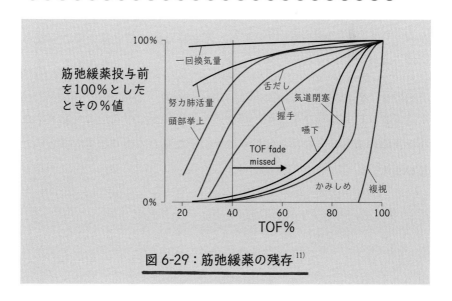

図6-29：筋弛緩薬の残存[11]

気道閉塞を起こさないためには、昔は 0.7 ぐらいでいいといわれたのですが、だんだん厳しくなって、今は 0.9 ぐらい、もしくは 1.0 といわれています。TOFR 1.0 は、TOF%でいうと 100% です。0.9 は 90% です。完全に起きないところを見ると、0.9 以上に戻っていないといけないというのがわかります。

◯ モニタリングの必要性

日本麻酔科学会は「安全な麻酔のためのモニター指針」[12] の記述を 2019 年に変更し、「筋弛緩薬および拮抗薬を使うときには筋弛緩状態をモニタリングすること」としています。この記述は少し微妙な表現になっていますが、実臨床上では筋弛緩モニターがないと誰も 0.9 以上あるということはわかりません。この 0.9 以上あるというのを確認することが大切です。

モニタリングの意味というのは、実はそこにあります。例えば BIS が 90 に戻った、体温が何℃だった、入室時は何℃で、途中でこうなったけど最後は何℃まで戻った、末梢は温かいということをきちんと記述できることが大切です。

このように具体的なことがわかってくると、少しプロフェッショナルな手術室の看護師になれると思うので、そこをしっかりと見てほしいと思います。

○ 抜管の条件

　図 6-30 は抜管の条件についてです。「十分な覚醒」、これはやっていると思います。「気道防御反射が回復」しているかというのは、バッキングや咳ができるということです。それから「抜管後も気道閉塞の危険がない」については意識がきちんと戻っていれば通常は問題ありません。

　「筋力が十分に回復」したかどうかは筋弛緩薬が切れていることに依存していますから、筋弛緩が戻ったことを確認します。

　それから、「肺容量が十分ある」「呼吸回数が適切である」「低酸素、高 CO_2 ではない」「血行動態が安定している」ことが必要です。例えば心臓外科の手術で、血行動態が安定しないときには、抜管せずに ICU に入ったり、呼吸がしっかりしていなかったら、抜管せずに ICU に行ったりすることがありますね。きちんと抜管できるかどうかは筋弛緩だけの問題ではありません。

① 十分な覚醒（簡単な命令に従う）
② 気道防御反射が回復
③ 抜管後も気道閉塞の危険がない
④ 筋力が十分に回復（TOF 比 >0.9）
⑤ 肺容量（換気量だけでなく肺活量が十分）
⑥ 呼吸回数が適切（10〜20 回 /min）
⑦ 低酸素、高 CO_2 ではない
⑧ 血行動態が安定

図 6-30：抜管の条件

○ アトワゴリバース® とブリディオン® の違い

　最近はアトワゴリバース® はあまり使わなくなっています。ブリディオン® との違いをまとめておきます。そこで、まずアトワゴリバース® の作用原理を説明しましょう（**図 6-31**）。コリンエステラーゼは、神経末端から出る神経伝達物質のアセチルコリンが出るのですが、あまり急激に力が伝わると困るので、適度にアセチルコリンを間引くためにコリンエステラーゼというのが神経筋接合部にいます。コリンエステラーゼはアセチルコリンを分解する加水分解酵素です。

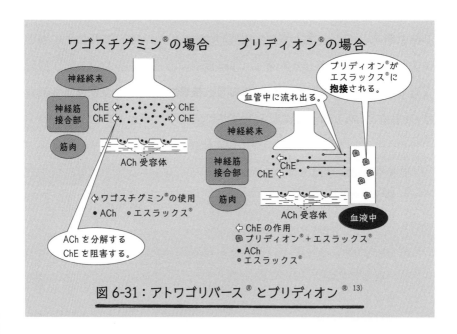

図 6-31：アトワゴリバース® とブリディオン® [13)]

　ワゴスチグミン® というのは、このコリンエステラーゼが働かないようにするものです。ワゴスチグミン® を打つと、コリンエステラーゼが働かないので、アセチルコリンがたくさん神経筋接合部にたまるように

なります。つまりこれは先ほどのテタヌス刺激をした状態のときと同じです。アセチルコリンが一時的にたまっているので、反応が戻って筋弛緩は切れているように見えます。けれども、ワゴスチグミン®の作用が切れたら、またエスラックス®（ロクロニウム）がもとに戻ってきて、筋弛緩作用を発揮します。アトワゴリバース®は、なんちゃってリバースです。

　ですから、アトワゴリバース®を使っていいのは、TOFが4発中4発出ていて、TOF％が40％を超えている場合のみです。昔はなんでもかんでもワゴスチグミン®でリバースしていたので、病棟に帰ってから呼吸が止まって呼ばれたりしていました。

　病棟に帰った人の呼吸が止まるなんて、手術室で何をしていたんだということになります。エスラックス®であれば、やはりブリディオン®でリバースするべきです。それができないのであれば、筋弛緩モニターできちんと切れることが確認できるまで待たなければいけません。

◯ ブリディオン®の優位性

　ブリディオン®は血管の中で、ドーナツ状になっているものの中に、エスラックス®を吸い取ります。吸い出して、自分の輪っかの中にエスラックス®をはめ込んでいきます。すると神経筋接合部からはエスラックス®がなくなります。ですから本当のリバースです。

この（**図6-32**）、ポン・デ・リングがブリディオン®、中の丸のところがエスラックス®です。

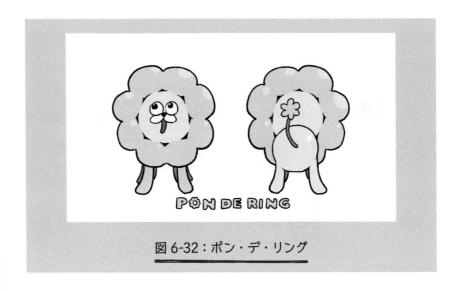

図6-32：ポン・デ・リング

⑥私たちの目の前で起こっていること

目の前で起こっていることは手術室のすべてを反映している

手術室のモニタリングでは、患者さんの状態だけではなくて、手術操作や麻酔科のやっていることが反映されているということです（**図6-33**）。手術室ではどんな元気な人であってもモニターをつけなければいけません。麻酔薬や筋弛緩薬の効果がきちんともとの状態に戻ったかどうか、どれくらい戻ったかということを、把握するためでもあります。

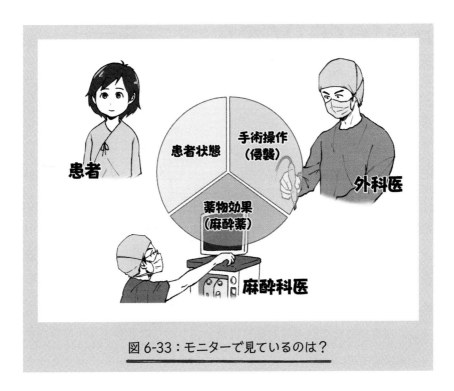

図 6-33：モニターで見ているのは？

　なぜなら手術や麻酔で、モニタリングが必要な状態にするわけです。体に侵襲を与えて、さらにもっと悪い全身状態にしてしまったら、なかなか回復できないこともあると思います。そういうことがないように全身状態の監視だけでなく麻酔効果のモニタリングも大切です。

　そういう認識を持ってもらったら、自分たちがモニタリングしなければいけないことや自分たちが記録しなければいけないこと、その場でやらなければいけないことが、だんだんわかってくると思います。

　手術室のモニタリングでは、異常になる前に反応して、患者さんがよい状態で手術を受けられるようにすることが、手術室でのモニタリングの使命であると思っています。

References
引用・参考文献

1時間目　モニターの本当の見かたを知る
1)　日本アレルギー学会. アナフィラキシーガイドライン 2022. https://www.jsaweb.jp/uploads/files/Web_AnaGL_2022_0914.pdf（2022 年 11 月 1 日閲覧）
2)　日本麻酔科学会. アナフィラキシーに対する対応プラクティカルガイド. https://anesth.or.jp/files/pdf/response_practical_guide_to_anaphylaxis.pdf（2022 年 11 月 1 日閲覧）
3)　日本麻酔科学会 安全委員会 悪性高熱症 WG 作成. 悪性高熱症患者の管理に関するガイドライン 2016. https://anesth.or.jp/files/pdf/guideline_akuseikounetsu.pdf（2022 年 11 月 1 日閲覧）
4)　Hopkins, PM. et al. Guidelines Malignant hyperthermia 2020. Association of Anaesthetists. https://anaesthetists.org/Portals/0/PDFs/Guidelines%20PDFs/Guideline%20Malignant%20hyperthermia%202020.pdf?ver=2021-01-13-144236-793（2022 年 11 月 1 日閲覧）
5)　American Society of Anesthesiologists Task Force on Sedation and Analgesia by Non-Anesthesiologists. :Practice guidelines for sedation and analgesia by non-Anesthesiologists. Anesthesiology, 96, 2002, 1004-1017.
6)　日本麻酔科学会 安全な麻酔のためのモニター指針 第 4 回 改訂. 2019. https://anesth.or.jp/files/pdf/monitor3_20190509.pdf（2022 年 11 月 1 日閲覧）
7)　G.B.Rushman ほか. 麻酔の歴史 150 年の軌跡 改訂第 2 版. 東京, 克誠堂, 1999, 176.

2時間目　5分でわかる心電図教室
1)　讃岐美智義. "心電図モニター". 周術期管理ナビゲーション. 野村実編. 東京, 医学書院, 2014, 147-8.
2)　西田真由美. "これでカンペキ心電図のとりかたモニタリング". ハートナーシング. 27（4）,2014, 25.
3)　讃岐美智義. "心電図". オペナーシング. 30（12）, 2015, 12.
4)　讃岐美智義. "第 1 話 心電図モニターの正しい装着のしかた". 手術室のモニタリング "あるあるトラブル" 解決塾. 大阪, メディカ出版, 2020, 13.
5)　讃岐美智義. "周術期循環動態管理（モニターの見方）". 周術期管理ナビゲーション. 野村実編. 東京, 医学書院, 2014, 148.

3 時間目　循環モニターから読みとる異変・急変サイン

1) 加納隆ほか．"非観血式血圧計"．ナースのための ME 機器マニュアル（JJN スペシャル）．小野哲章ほか監．東京，医学書院，2011，31.

2) 讃岐美智義．"麻酔前の準備"．麻酔科研修チェックノート 改訂第 7 版．東京，羊土社，2022，78.

3) 讃岐美智義．"麻酔中に循環をコントロールする問題点は何か"．やさしくわかる！麻酔科研修．東京，学研メディカル秀潤社，2015，105-6.

4) 讃岐美智義．"麻酔中に循環をコントロールする問題点は何か"．やさしくわかる！麻酔科研修．東京，学研メディカル秀潤社，2015，107-8.

5) 讃岐美智義．"モニターと検査のポイント"．麻酔科研修チェックノート 改訂第 7 版．東京，羊土社，2022，124，図 3-7-1.

6) 立石浩二．"観血的動脈圧モニター"．ナースのための手術室モニタリング攻略ガイド．讃岐美智義編．大阪，メディカ出版，2009，28.

7) 讃岐美智義．"動脈圧波形のみかた"．やさしくわかる！麻酔科研修．東京，学研メディカル秀潤社，2015，124.

8) Michard, F. et al. Pulse pressure variation: beyond the fluid management of patients with shock. Crit Care. 11 (3), 2007, 131.

9) Michard,F. Changes in Arterial Pressure during Mechanical Ventilation. Anesthesiology. 103 (2), 2005, 419-28.

10) Biais, M. et al. Case scenario: respiratory variations in arterial pressure for guiding fluid management in mechanically ventilated patients. Anesthesiology. 116, 2012, 1354-61.

4 時間目　呼吸モニターは呼吸だけでなく循環と代謝もわかる

1) 讃岐美智義．"第 5 話 パルスオキシメータで何を見ているの？"．手術室のモニタリング "あるあるトラブル" 解決塾．大阪，メディカ出版，2020，54-5.

2) 諏訪邦夫．パルスオキシメーター．東京，中外医学社，1989，21.

3) 讃岐美智義．"モニターと検査のポイント"．麻酔科研修チェックノート 改訂第 7 版．東京，羊土社，2022，130.

4) 讃岐美智義．"内呼吸と外呼吸をつなぐモニター"．やさしくわかる！麻酔科研修．東京，学研メディカル秀潤社，2015，134.

5) 讃岐美智義．"内呼吸と外呼吸をつなぐモニター"．やさしくわかる！麻酔科研修．東京，学研メディカル秀潤社，2015，134.

6) Gedeon, A. et al. Noninvasive cardiac output determined with a new method based on gas exchange measurements and carbon dioxide rebreathing: a study in animals/pigs. J Clin Monit. 8, 1992, 267-78.

7) Kodali, BS. et al. Capnography Outside the Operating Rooms. Anesthesiology. 118, 2013, 192–201.

8) 讃岐美智義．"内呼吸と外呼吸をつなぐモニター"．やさしくわかる！麻酔科研修．東京，学研メディカル秀潤社，2015，135．

9) 日本麻酔科学会．日本麻酔科学会気道管理ガイドライン 2014（日本語訳）日本麻酔科学会．気道管理ガイドライン 2014（日本語訳）https://anesth.or.jp/files/pdf/20150427-2guidelin.pdf（2022年11月1日閲覧）

5 時間目　体温モニターが早期離床のカギをにぎる

1) Sessler, DI. Perioperative heat balance. Anesthesiology. 92（2），2000, 578-596.

2) Sessler, DI. Complications and Treatment of Mild Hypothermia. Anesthesiology. 95（8），2001, 531–543.

3) 讃岐美智義．"11 時間目 術後② 安全な術後を過ごすために"．Dr. 讃岐のツルっと明解！周術期でよくつかう薬の必須ちしき．大阪，メディカ出版，2016，301．

4) 3 M ™ ベアーハガー ™ ブランケット使用のポイント：マルチポジションアッパー用 Model 622 側臥位．スリーエムジャパン株式会社．https://multimedia.3m.com/mws/media/1767622O/model622-lateral-howto.pdf（2022年11月1日閲覧）

6 時間目　きちんと眠ったのか、起きているのか

1) Avidan, MS. Prevention of Intraoperative Awareness with Explicit Recall: Making Sense of the Evidence. Anesthesiology. 118, 2013, 449–456.

2) Pandit, JJ. et al. 5th National Audit Project（NAP5）CHPTER6 :summary of main findings and incidences. 2014. http://www.nationalauditprojects.org.uk/NAP5report（2022年11月1日閲覧）

3) Palmer, JHM. et al. 5th National Audit Project（NAP5）CHPTER8 :AAGA during induction of anaesthesia and transfer into theatre. 2014. http://www.nationalauditprojects.org.uk/NAP5report（2022年11月1日閲覧）

4) 山中寛男ほか．"麻酔脳波モニターを理解しよう"．LiSA．12（11），2005, 1168-1176.

5) Glass, PS. Bispectral Analysis Measures Sedation and Memory Effects of Propofol, Midazolam, Isoflurane, and Alfentanil in Healthy Volunteers. Anesthesiology. 86（4），1997, 836–847.

6) Schuller, PJ. et al. Response of bispectral index to neuromuscular block in awake volunteers. Br J Anaesth. 115, 2015. Suppl 1:i95-i103.

7) 上山博史．"【事前学習】覚えておきたいモニタリング基礎知識"．決定版！オペナースのための手術室モニタリング．讃岐美智義編著．オペナーシング秋季増刊．大阪，メディカ出版，2016，44．

8) 讃岐美智義．"麻酔薬は進化する─管理上の注意点は何か"．やさしくわかる！麻酔科研修．東京，学研メディカル秀潤社，2015，169．

9) El-Orbany, MI.et al. The relationship of posttetanic count and train-of-four responses

during recovery from intense cisatracurium-induced neuromuscular blockade. Anesth Analg. 97 (1), 2003. 80-4.

10) Fuchs-Buder, T. et al. Good clinical research practice in pharmacodynamic studies of neuromuscular blocking agents II: the Stockholm revision. Acta Anaesthesiol Scand. 51 (7), 2007. 789-808.

11) Donati, F. Residual paralysis: a real problem or did we invent a new disease?. Can J Anaesth. 60 (7), 2013. 714-29.

12) 日本麻酔科学会 安全な麻酔のためのモニター指針 第 4 回 改訂. 2019. https://anesth. or.jp/files/pdf/monitor3_20190509.pdf（2022 年 11 月 1 日閲覧）

13) 讃岐美智義. "筋弛緩はどうして拮抗デキル？". OPE ナーシング. 32 (7), 2017, 58-9.

Index

索 引

● 著者略歴

讃岐 美智義（さぬき みちよし）

独立行政法人国立病院機構呉医療センター・中国がんセンター
中央手術部長・麻酔科科長

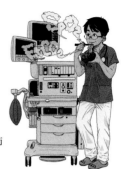

＊略歴
1987 年	広島大学 医学部 卒業
	広島大学 麻酔科 研修医、JA 尾道総合病院 麻酔科 医師
1994 年	広島大学大学院 修了（医学博士）
1995 年	広島大学 手術部 助手
1996 年	広島市立安佐市民病院 麻酔・集中治療科 副部長
2003 年	同部長
2004 年	県立広島病院 麻酔・集中治療科 医長
2006 年	東京女子医科大学 麻酔科 非常勤講師（現在）
2007 年	広島大学病院 麻酔科 講師
2019 年	呉医療センター・中国がんセンター　麻酔科科長（現在）
2019 年	広島大学麻酔蘇生学客員教授（現在）
2020 年	呉医療センター・中国がんセンター　中央手術部長・医療技術センター長（現在）

＊学会
日本麻酔科学会認定指導医、専門医認定機構麻酔科専門医、日本ペインクリニック学会専門医
日本麻酔・集中治療テクノロジー学会評議員、日本心臓血管麻酔学会常任理事、日本静脈麻酔
学会評議員

＊主な編著書
「麻酔科研修チェックノート 改訂第 7 版」（羊土社／著）
「麻酔科研修 20 日ドリル」（羊土社／共著）
「やさしくわかる！麻酔科研修」（学研メディカル秀潤社／著）
「Dr. 讃岐のツルっと明解！周術期でよくつかう薬の必須ちしき」（メディカ出版／著）
「麻酔科臨床 SUM ノート」（メディカルサイエンスインターナショナル／編著）
「最新 End Note 活用ガイドデジタル文献整理術」（克誠堂出版／著）
ほか多数

＊受賞歴
日本麻酔科学会ソフトウェアコンテスト最優秀賞 1 回、優秀賞 9 回、社会賞 1 回

＊ Web
麻酔科医定番サイト msanuki.com（麻酔科医の麻酔科医による麻酔科医のためのサイト）運営
http://msanuki.com

＊趣味
ソフトウェア開発、スキー（SAJ2 級）、インラインスケート、散歩、うどん食べ歩きなど

メディカのセミナー濃縮ライブシリーズ

Dr. 讃岐のサラサラ明解！
手術室モニタリングの極意
ー異変・急変を見逃さない！

2023年1月5日発行　第1版第1刷

著　者　讃岐 美智義

発行者　長谷川 翔

発行所　株式会社メディカ出版
　　　　〒532-8588
　　　　大阪市淀川区宮原3-4-30
　　　　ニッセイ新大阪ビル16F
　　　　https://www.medica.co.jp/

編集担当　瀬尾 進／江頭崇雄
編集協力　石風呂春香
　　　　　creative studio ウィルベリーズ
装　幀　市川 竜
イラスト　小玉高弘
組　版　株式会社明昌堂
印刷・製本　日経印刷株式会社

© Michiyoshi SANUKI, 2023

ISBN978-4-8404-8140-3　　Printed and bound in Japan

当社出版物に関する各種お問い合わせ先（受付時間：平日9：00～17：00）
●編集内容については、編集局 06-6398-5048
●ご注文・不良品（乱丁・落丁）については、お客様センター 0120-276-115